Prabha Rajput
Manish Kumar

Impacto das modificações epigenéticas e do álcool em diferentes áreas do cérebro

Prabha Rajput
Manish Kumar

Impacto das modificações epigenéticas e do álcool em diferentes áreas do cérebro

ScienciaScripts

Imprint

Any brand names and product names mentioned in this book are subject to trademark, brand or patent protection and are trademarks or registered trademarks of their respective holders. The use of brand names, product names, common names, trade names, product descriptions etc. even without a particular marking in this work is in no way to be construed to mean that such names may be regarded as unrestricted in respect of trademark and brand protection legislation and could thus be used by anyone.

Cover image: www.ingimage.com

This book is a translation from the original published under ISBN 978-620-2-31169-4.

Publisher:
Sciencia Scripts
is a trademark of
Dodo Books Indian Ocean Ltd. and OmniScriptum S.R.L publishing group

120 High Road, East Finchley, London, N2 9ED, United Kingdom
Str. Armeneasca 28/1, office 1, Chisinau MD-2012, Republic of Moldova, Europe
Printed at: see last page
ISBN: 978-620-8-13508-9

Índice

Impacto das modificações epigenéticas e do álcool em diferentes áreas cerebrais

1. Resumo

Epigenética é o termo biológico utilizado para descrever as alterações nos organismos causadas pela modificação da expressão dos genes sem alterar o próprio código genético. Atualmente, a metilação do ADN é uma das modificações epigenéticas mais amplamente estudadas e bem caracterizadas, importante para as funções de memória a longo prazo. Outras modificações importantes incluem a remodelação da cromatina, as modificações das histonas e os mecanismos de ARN não codificante. Há descobertas recentes sobre a relação entre as alterações epigenéticas devidas ao etanol nas diferentes partes do cérebro e a formação da memória, juntamente com os seus aspectos estruturais e funcionais.

2. Introdução

A epigenética é o ramo da biologia que inclui o estudo da interação casual entre os genes e os seus produtos [1], por exemplo, a permutação bizarra e inexplicável no labirinto (um alelo causa alterações hereditárias no outro alelo), a floração nas plantas sazonais (vernalização), a variegação por efeito de posição na *Drosophila melanogaster* [2]. O termo epigenética foi cunhado pelo biólogo britânico Conrad Waddington. Epigenética significa "acima da genética". É a interação entre o genoma e o ambiente que provoca alterações hereditárias na expressão dos genes, que ocorrem sem qualquer alteração na sequência do ADN. Estas alterações são transmitidas de uma geração para outra. O mecanismo da epigenética é utilizado para a formação de informação e o seu armazenamento em resposta a sinais ambientais transitórios. O processo epigenético é também útil na diferenciação celular, na regulação do tipo de célula, no programa transcricional específico que produz uma notável heterogeneidade do transcriptoma celular [3].

As modificações epigenéticas *incluem* a metilação do ADN, a acetilação/desacetilação, a metilação das histonas, a fosforilação, a ubiquitinação, a sumoilação e a ribosilação por ADP. Além disso, a incorporação de variantes das histonas, a remodelação da cromatina dependente de ATP adenina trifosfato e a regulação da expressão genética por ARN não codificantes.

A epigenética é um elo intermédio entre o genótipo e o fenótipo, um fenómeno que altera os resultados finais de um locus ou cromossoma sem alterar a sequência de ADN subjacente [2].

2.1 Mecanismo epigenético

A epigenética envolve o estudo da modificação do ADN e das histonas de forma covalente e não covalente, o mecanismo pelo qual esse tipo de modificação afecta a estrutura global da cromatina, que é um complexo de ADN e das suas proteínas associadas [4]. Trata-se de uma alteração hereditária na estrutura da cromatina que regula a expressão genética. O conhecimento sobre a hereditariedade epigenética provém de estudos sobre a divisão e o desenvolvimento celular, razão pela qual há cada vez mais provas de que a regulação da estrutura da cromatina através da acetilação das histonas e da modificação do ADN/metilação do ADN, etc., pode mediar alterações comportamentais duradouras e a memória de aprendizagem.

2.2 Metilação do ADN

A metilação do ADN está geralmente associada à repressão da transcrição. A metilação do ADN é um processo que catalisa a transferência do grupo metilo da *s- adenosil-metionina (SAM)* para um resíduo de citosina, modificando-o para 5-metil-citosina. A metilação do ADN ocorre principalmente no dinucleótido CpG [5].

Os dinucleótidos CpG ocorrem em menor concentração em todo o genoma humano, mas encontram-se em maior concentração nas áreas denominadas ilhas CpG, localizadas na região promotora de alguns genes. Uma ilha CpG é definida como uma área de ADN com pelo menos 200 pb onde o conteúdo de GC é superior a 60% [6, 7]. A metilação do ADN da região promotora interfere com a ligação do fator de transcrição, suprimindo assim a expressão do gene. A metilação do ADN consiste na adição de um grupo metilo à localização principal 5' da base citosina do ADN nos sítios CpG que contêm resíduos de citosina.

Estudos relataram que as alterações na composição da dieta podem afetar o consumo de etanol de bebidas em roedores; verificou-se que a absorção de uma solução de álcool a 10% v/v aumentou em ratos alimentados com uma dieta sem vitamina B e ácido fólico. Por outro lado, a absorção diminuiu nos ratos alimentados com uma dieta rica nestes ingredientes [8].

Está provado que a vitamina B e o folato são essenciais para a reação de um carbono e para a síntese de *s-adenosil-metionina (SAM)*, que actua como dador de metilo na reação mais popularmente conhecida como reação de transmetilação (por exemplo, metilação do ADN) [9]. Portanto, conclui-se que o consumo de etanol exerce seu efeito devido a alterações nos componentes da dieta através da metilação do DNA e da expressão gênica que são reguladas pela metilação.

O consumo crónico de etanol provoca uma redução do nível dos componentes da dieta, especialmente do folato e da vitamina B, devido à qual as reacções bioquímicas são afectadas negativamente. Estas têm um efeito direto no metabolismo de uma reação de carbono que pode resultar num aumento do nível de homocisteína nas correntes sanguíneas (ou seja, homocisteinemia), que é um precursor da SAM [9, 10,].

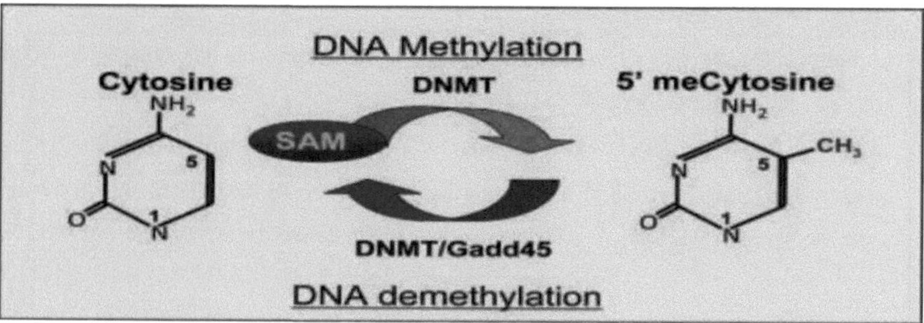

Fig. 1 Metilação da citosina.

2.3 A metilação do ADN pode ser afetada pelo etanol através de vários mecanismos

1. A redução do folato e da vitamina B devido ao álcool afecta a síntese de SAM, que actua como dador de metilo.

2. Inibição da enzima DNA metiltransferase (DNMTs) que medeia a metilação do DNA que mantém o funcionamento normal da célula devido à geração de metabólitos tóxicos do etanol, ou seja, o acetaldeído.

3. Desmetilação de nucleótidos de 5-metilcitosina devido a danos no ADN induzidos pelo

álcool e reacções de reparação [9, 10, 11].

Entre as enzimas DNMT, a DNMT1 mantém a metilação do ADN que já está estabelecida no genoma. Assim, a enzima é considerada como DNMT de manutenção primária. DNMT 3A e 3B, ambas são as principais responsáveis pela memória de longo prazo, causando uma mudança estrutural no DNA [12-15].

Verificou-se que as mudanças de metilação do ADN são alteradas nos promotores do fator narcótico derivado do cérebro (BDNF) em resposta à despolarização sináptica [16, 17]. O *Reelin* e o *BDNF* são dois genes censuráveis para a potenciação a longo prazo (LTP). Verificou-se também que a inibição da DNMT previne a indução de LTP acompanhada de alterações nos padrões de metilação do ADN observados nos promotores de Reelin e BDNF no hipocampo [18].

A plasticidade sináptica também tem sido parcialmente dependente da metilação do ADN, ou seja, da inibição da DNMT

diminui a frequência das correntes pós-sinápticas excitatórias em miniatura (mEPSC) [19], o efeito da DNMT nas mEPSC implica que as DNMT 3A e 3B são as enzimas que servem para mediar a desmetilação do ADN, podendo também desmetilar ativamente o ADN [20].

A metilação do ADN resulta da diferença na identidade neuronal e da especialização funcional regional [21], a metilação do ADN (*De novo*) tem demonstrado prevenir a expressão prematura da associação de células estaminais neurais, bem como programas de diferenciação alternativos [22]. Os níveis de DNMT são elevados no sistema nervoso embrionário e funcionam para manter o perfil de metilação do ADN nos precursores neurais em divisão. No cérebro pré-natal e adulto, a DNMT1 é expressa nos neurónios pós-mitóticos e na glia, onde facilita a reparação do turnover celular do ADN na sua forma específica. Na altura da neurogénese, a DNMT 3B é expressa nos progenitores embrionários iniciais, ao passo que a expressão da DNMT 3A ocorre numa fase posterior do desenvolvimento e em todos os tipos de células neurais diferenciadas e indiferenciadas [23]. No desenvolvimento da função cerebral adulta, estão também ativamente envolvidos múltiplos domínios de ligação de metilo (MBD), incluindo o papel diversificado do meCP2, que actua como ativador e repressor da transcrição em neurónios pós-mitóticos [23, 24, 25].

2.4 Modificadores da metilação do ADN

O processo de manutenção da síntese e reparação do ADN e a metilação do ADN dependem predominantemente da disponibilidade de micronutrientes e vitaminas, por exemplo, folato, vitamina B6, vitamina B12 e *S-adenosil* metionina, que servem como um cofator importante. O aumento do risco de *espinha bífida* (defeitos do tubo neural) deve-se à insuficiência destes nutrientes durante a gravidez [26, 27], o que prejudica os processos de metilação do ADN.

Nas regiões ricas em CpG do genoma, a transferência de grupos metilo da S-adenosilmetionina para resíduos de citosina é catalisada pelas DNMTs. A *S-adenosil* homocisteína (subproduto desta reação) é convertida em homocisteína, que, por sua vez, é catabolizada ou reciclada para formar metionina na presença da metionina sintetase [28]. O aumento do nível de homocisteína pode prejudicar os mecanismos de reparação do ADN e induzir o stress oxidativo que resulta na morte ou na disfunção das células do sistema nervoso [29-31].

A 5-azacitidina (5-Aza), que actua como inibidor das DNMT, reduz a metilação do ADN [32]. Estudos sugerem que a inibição da metilação do ADN é conseguida através do sequestro covalente das DNMT, em oposição à remoção direta dos grupos metilo do ADN [33]. Por outro lado, os estudos sugerem que os inibidores das DNMT induzem a hipometilação e promovem o processo de ativação dos genes [34, 35].

Fig. 2 Componentes da dieta que podem alterar a epigenética

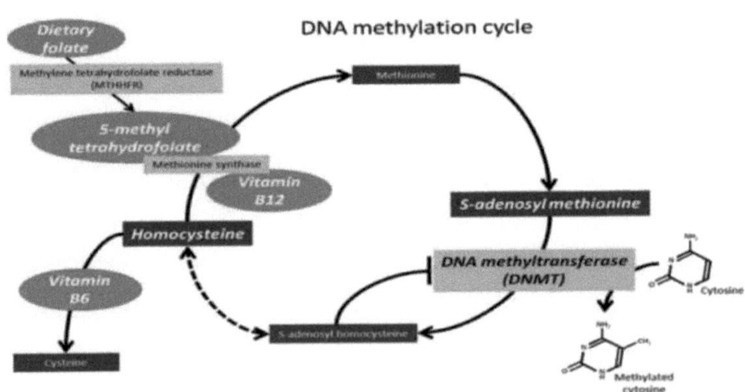

2.5 Metilação de histonas

A metilação das histonas é outro exemplo de modificação pós-transcricional da expressão genética. Na metilação da histona, cada resíduo de lisina adiciona três resíduos de metilo, que existem em três estados, mono, di e tri-metilado, que é mediado pela enzima histona metil transferase (HMTs). As HMTs são classificadas em três variedades: lisina metiltransferases com domínio SET e sem domínio SET, e arginina metiltransferases. Todas estas variedades utilizam SAM como coenzima para transferir o grupo metilo para os resíduos de lisina-arginina das proteínas do substrato [36]. Os resíduos de lisina-metilados podem ter um efeito distinto na maquinaria de transcrição, e estão distribuídos de forma diferente pelas fibras da cromatina, ou seja, a forma trimetilada do resíduo de lisina-4 da histona H3 (H3K4me) está associada ao local de ativação da transcrição. Enquanto que a forma monometilada do mesmo sítio de lisina-4 está associada à região dos activadores [37, 38].

De igual modo, outro estudo indicou que o estado mono-metilado na lisina-9 e 27 da histona H3 e na lisina-20 da histona H4 está associado à transcrição genética ativa, ao passo que a forma di e tri-metilada na lisina-9 (H3K9me2) e (H3K9me3) está associada à repressão genética [39].

A metilação da proteína histona tem um efeito dicotómico na transcrição dos genes, ligando ou desligando a histona. A metilação da histona pode ocorrer nos resíduos de lisina e de arginina e é mediada pelas enzimas lisina metiltransferase e arginina metil transferase, respetivamente.

Um domínio definido da enzima metil transferase medeia a transferência do grupo metilo da SAM para o resíduo de aminoácido alvo. A metilação das histonas é um nível adicional de complexidade porque podem ser adicionados até três grupos metilo em cada resíduo de lisina e até dois grupos metilo em cada resíduo de arginina. O efeito global da metilação das histonas na regulação da transcrição depende não só de um resíduo de lisina específico, mas também de alguns grupos metilo adicionados ao resíduo de lisina [40]. O padrão específico deste tipo de modificações afecta a montagem da maquinaria transcricional, que funciona de forma diferenciada tanto no recrutamento como na inibição de factores de transcrição ou DNMTs no local do promotor do gene [40-42]. O recrutamento da enzima DNMT para a histona metilada, local da lisina, é um mecanismo através do qual a metilação do ADN e a metilação da histona regulam a estrutura da cromatina [40-42]. O padrão de metilação da histona confere ao epigenoma uma certa complexidade estável, mas dinâmica, que pode assinalar um vasto número de marcas reguladoras subsequentes, necessárias para o controlo da transcrição no SNC adulto durante a formação da memória de longa duração [43-45].

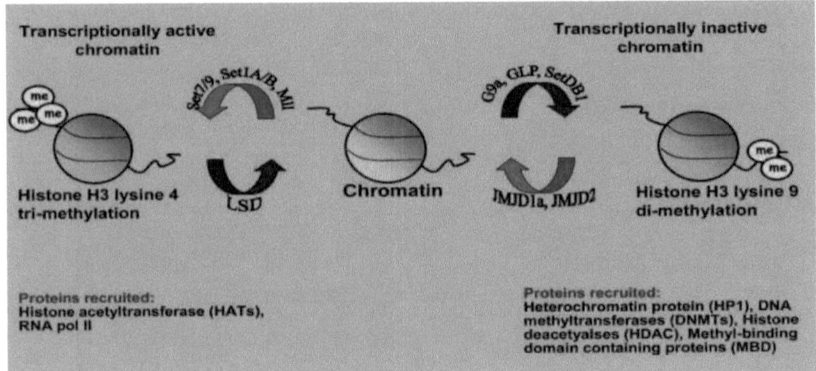

Fig. 3 Adição de grupos metilo à cromatina.

2.5 Acetilação/desacetilação de histonas

A acetilação e a desacetilação da proteína histona são essencialmente funções das classes H3 e H4 da proteína histona [46, 47]. A adição de um grupo acetilo à cauda da histona H3 e H4 pela enzima histona acetil transferase (HAT) neutraliza a carga positiva do octâmero básico da histona e repele a espinha dorsal do ADN, que tem carga negativa, e é um regulador da transcrição.

As HATs e as HDACs são as actividades opostas de duas famílias de enzimas que regulam a acetilação e a desacetilação das histonas [48]. Estas enzimas catalisam a adição de grupos acetilo utilizando acetil-CoA como dador e removem o grupo acetilo do resíduo de lisina, respetivamente. As HATs consistem em várias subfamílias que são funcionalmente distintas: 1. GCN5, N-acetiltransferase relacionada com PCAF (GNAT). 2. MYST histona acetiltransferase. 3. P300/CBP. 4. TAF 11250 (TFIID). 5. SRC-1. 6ACTR [49-54], os HDACs abrangem quatro classes (classe I-IV) [55], entre as quatro classes, alguns deles são dependentes de Zn^{2+} [56], os HDACs de classe III são chamados "SIRTUINS" que requerem NAD+ como cofator.

O processo de ativação transcricional é o resultado da acetilação das histonas, enquanto a desacetilação conduz ao silenciamento dos genes [57].

A acetilação das histonas é semelhante à H3K4me3 e depende também da ativação de vários genes como CBP, NPY, FosB e NR2B em diferentes resíduos de H3 e H4. [58, 59] O CBP (tem uma atividade HAT intrínseca) liga-se ao CREB (proteína de ligação do elemento de resposta ao AMPc); um fator de transcrição conduz à ativação da transcrição através de um mecanismo de acetilação das histonas. Por exemplo, a acetilação de H4 para a transcrição do gene codificado para o canal de potássio do tipo BK. A isoforma CREB-2, conhecida como fator de transcrição ativador-4 (ATF-4), que se liga à HDAC5 no local do promotor do gene, resulta na repressão da transcrição [60, 61]. Entre os diferentes HDAC, 1 mantém principalmente a modificação da cromatina [62], 1 e 5 são reguladores positivos, 2 e 3 são reguladores negativos, 5 causa a manutenção do estado desacetilado da histona no núcleo accumbens. O HDAC2 causa a regulação do nível de acetilação da histona no hipocampo do cérebro durante a formação da memória do medo [63-66]. Em associação com a memória do medo, a modificação das histonas também tem lugar na amígdala, de modo a regular as alterações nos genes de início imediato induzidos (IEGS), como o BDNF e o CREB [67]. Assim, as alterações epigenéticas podem ser reguladas pela atividade da PP1. A PP1 é um regulador negativo da formação da memória. Na tarefa dependente do hipocampo, como o reconhecimento de novos objectos e o paradigma de aprendizagem do labirinto aquático de Morris, a atividade da PP1 está associada a um aumento da expressão do gene CREB, o que conclui pela melhoria da formação de LTM [62].

O metabolismo do álcool aumenta principalmente a relação NADH/NAD+, provoca a formação de ROS e acetato que afecta o processo de acetilação das histonas [68].

2.6 Modificadores dos inibidores da HDAC

A regulação positiva dos genes protectores, bem como das vias moleculares, está relacionada com a inibição da HDAC, desempenhando assim um papel essencial na neuroprotecção [69]. O ácido valpróico (VP A), a tricostatina A, o butirato de sódio, o butirato de fenilo e o ácido hidroxâmico de suberoilanilida (SAHA) ou Vorinostat são os inibidores da HDAC. Entre eles, o VPA actua como um fármaco anticonvulsivo estabilizador do humor, desempenha um papel na regulação positiva e negativa dos genes [70] e apresenta um efeito neuroprotector após exposição prolongada, o que prova o seu papel como inibidor da HDAC [71]. O VPA também desempenha um papel nas células cerebrais, reduz as lesões cerebrais e aumenta a reparação cerebral em processos como as perturbações neurodegenerativas. Por exemplo, a inflamação cerebral é reduzida pelos inibidores da HDAC, induzindo a apoptose da microglia [72]. Além disso, também aumenta a produção de neurotropina pelos astrócitos [73]. O processo de desmetilação do ADN também é induzido direta ou indiretamente pela inibição da HDAC [74]. O SAHA é específico para as funções do HDAC 1, 2 e 6, melhorando a formação da memória a longo prazo durante o medo e a plasticidade sináptica a nível celular [63,75,76], enquanto o WT-161 é específico para a inibição do HDAC6 [63].

2.7 Fosforilação de histonas

A fosforilação da histona ocorre principalmente no aminoácido serina em 28 posições, os resíduos de tirosina e treonina constituem parte necessária do código da histona ou das funções combinatórias da modificação pós-transcricional na estrutura da cromatina [77, 78]. O processo de fosforilação tem lugar com a ajuda das proteínas cinase yTell e yMecl (ATM e ATR nos mamíferos) [79]. Devido a essa modificação, desenvolve-se uma carga negativa na região da cauda da histona, ou seja, no terminal N. É essencial na sinalização celular e também na regulação da expressão genética durante a fase inicial e na mitose da divisão celular. O processo é reforçado por cinase como a Aurora-B, IKKa e fosfatase como a proteína fosfatase 1 (PP1) [80].

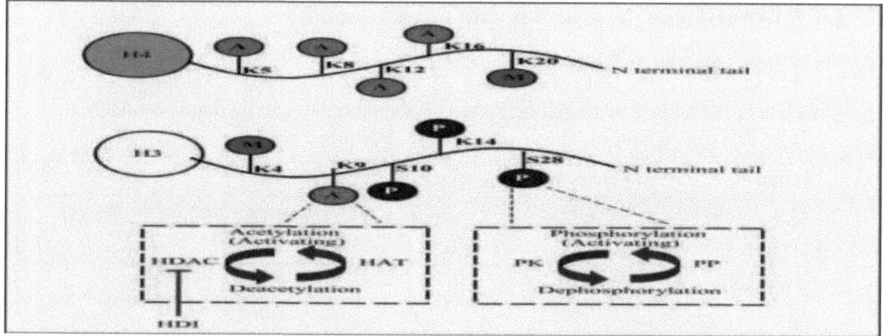

Fig. 4 Esquema da modificação covalente das histonas observada em H3 e H4. A acetilação da lisina (A) é catalisada pela histona acetil transferase (HAT) e desacetilada pelas histonas desacetilases (HDAC). Os inibidores da histona desacetilase (HDI) têm como alvo as HDACs, resultando na descompactação da cromatina. A fosforilação da serina (P) é catalisada pela proteína quinase (PK) e revertida pela proteína fosfatase (PP). A metilação da histona (M) é abordada mais adiante. H3 = histona H3; H4 = histona H4; K = lisina; S = serina.

Em determinados locais específicos dos promotores de genes, a PP1, em associação com a histona desmetilase JMJD2A (Jumonji domain containing protein 2 A), desempenha um papel no processo de modificação da cromatina [62]. O aumento da fosforilação da histona é essencial para a avaliação dos parâmetros comportamentais (memória de natação forçada prejudicada); em vez disso, se a via de sinalização a montante for bloqueada na fosforilação da histona 3 na posição serina 10, a resposta à droga de abuso cocaína e morfina diminui e a preferência de lugar condicionado é bloqueada [81].

2.9 A fosforilação de histonas está envolvida em

1. Reparação de danos no ADN-

A histona H2A(X) está principalmente envolvida na reparação de danos no ADN.

Cell	Position of modification	Histone part
Mammalian cell	Serine 139	H2AX variant histone known as γH2AX
Yeast cell	Serine 129	H2A

O processo de fosforilação ocorre em todas as fases do ciclo celular e está envolvido em diversas respostas a danos no ADN. A DDR inclui

1. União de extremidades não-homólogas (NHEJ)
2. Recombinação homóloga (HR)
3. Reparação do ADN associada à replicação [82-84].

As principais enzimas responsáveis pela quebra de cadeia dupla na reparação de danos no ADN são a quinase yH2AX e a NuA4 [85, 86].

O yH2AX é ainda constituído por 2 domínios - BRCT e Tudor. O domínio BRCT interage com a proteína adaptadora Rad-9 relacionada com 53BP/Crb-2, enquanto o domínio Tudor interage ligando-se à proteína metilada K79 de H3 [87-89]. O processo de reparação é facilitado pelo complexo de modificação da cromatina, ou seja, os remodeladores dependentes de ATP INO80 e SWR1 [90-92].

2.10 Sequências de eventos na reparação de danos no ADN

1. No caso da quebra de cadeia dupla (DSB) da levedura, seguiu-se a fosforilação em H2AS129 no espaço de 30 minutos. [85, 93-95].
2. A modificação assim ocorrida espalha-se até vários kilobase (kb) em ambos os lados da quebra, aproximadamente 50kb no caso da levedura, enquanto que no caso dos mamíferos (yH2Aa) até vários megabase.

3. A geração de quebras forma o local de sinalização específico para o recrutamento e retenção de factores de reparação e sinalização de danos no ADN, como a proteína mediadora crítica MDC1.

NuA4, INO80 e SWR1 partilham a subunidade comum Arp-4, que se liga diretamente a yH2AX na levedura e se acumula perto da quebra [85]. A ligação específica ao local leva à fascilação do Rad-9 para a quebra do ADN, onde é ativado com a ajuda da quinase Mec1, levando à ativação de pontos de verificação de danos no ADN, eficientes para a DDR. O ADN é reparado e, em seguida, o yH2AX é removido da cromatina, o processo da proteína de reparação na DSB é interrompido e ocorre a recuperação do ADN danificado. Por outro lado, estudos efectuados em leveduras sugerem que a substituição de yH2AX pela variante de histona Htz1 é efectuada por remodeladores SWR1 [96]. Outros estudos sugerem que a regulação da fosforilação de H2AS129 em leveduras é efectuada pelo complexo HTP-fosfatase e também pela sua subunidade catalítica Pph-3 [97]. Para além de yH2AX, a fosforilação de H2AXY142 é única, uma vez que provoca uma diminuição da resposta aos danos no ADN [98]. A fosforilação pode também ocorrer na levedura na serina 1 de H4 pela caseína quinase II (CKII) devido a stress induzido por genotóxicos como a exposição à luz UV, metilmetano sulfonato (MMS) e também pela fleomicina [99, 100].

2.8 Eventos associados à regulação da transcrição

As serinas 10 e 28 da H3 e a serina 32 da H2B estão relacionadas com a regulação da transcrição do gene responsivo ao fator de crescimento epidérmico (EGF) [101-103]. A fosforilação de H3 em T-6 e T-11 provoca a estimulação de androgénios como regulação da transcrição também para o dano de ADN em células de rato [104]. Nas células estimuladas por EGF, a fosforilação de H3S10 está ligada à acetilação de H3K2 e a acetilação de K14 leva à ativação da transcrição [102, 105, 106]. Além disso, a fosforilação está ligada à acetilação de H3 dependente de Gcn5 [107-109]. O processo de transcrição é aumentado pela fosforilação de Snf1 com acetilação de H3K14 dependente de Gcn-5 [110]. O processo de fosforilação da cauda de H3 em TII juntamente com S10 aumenta a interação para Gcn5 no promotor do gene dependente de Gcn5, como a ciclina B e cdk1, que são os reguladores do ciclo celular e podem aumentar a acetilação de H3K9 e K14 seguida de estimulação da transcrição [108, 111, 112]. A fosforilação dos resíduos H3TII e H3T6 promove a remoção da marca de metilo repressiva na H3K9 pelo domínio C de Jumonji, que contém a proteína JMJD2C [111, 113]. A fosforilação da H3T6 impede a remoção da mono e dimetil H3K4 através do processo de transcrição da cromatina mediado por LSD1 e marcado [113]. Outra forma de ativação da transcrição é através da fosforilação da H3S28 com acetilação da H3K27 [114, 115]. O mecanismo para a H3S28ph envolve a deslocação do complexo repressivo polycomb da cromatina e a sua ativação da fosforilação por desmetilação e acetilação de resíduos K27 adjacentes. A fosforilação da H3tail desempenha um papel essencial na metilação e no controlo cis da acetilação, de modo a regular o processo de expressão genética.

A fosforilação da H2BS32 é única no caso das células de mamíferos, mas é mais prevalente nas células de cancro da pele, onde a quinase RSK2 é responsável pela fosforilação [116, 117] A H3S10 e a H3S28 são fosforiladas devido ao efeito da radiação UV pela quinase ERK, p38 e Fyn, membro da família Src (118, 119). Por outro lado, a histona H3S28 também é fosforilada por MLTK-a, MSK1, ERK1, ERK2, p38 e tem um efeito muito menor devido a JNK1 e JNK2 [109, 120-122]. A tirosina (Y) 41 em H3 pela Janus kinase 2 (JAK2) influencia o processo de transcrição [123]. A histona H3Y41ph e a H2BS36ph estão relacionadas com a ativação do processo de transcrição, bem como com a proliferação celular. A histona H2BY37ph bloqueia diretamente a ligação da ativação da transcrição e permite o recrutamento do chaperon da histona HIRA [124]. O processo de H4ph ocorre na região de codificação na ativação da enzima RNA polimerase II (RNAPII), bloqueia a acetilação da histona H4 que leva à estabilização dos nucleossomas na fibra da cromatina e inibe a inativação inadequada da transcrição na região de codificação dos genes activos [125, 126] De acordo com o estudo recente realizado, o CHIP-seq especificou a localização da H4s1ph na meiose e demonstra que a H4S1ph é enriquecida para uma variedade de genes, incluindo genes de esporulação no local de início da transcrição (TSS) [127]. O H4S1 ph mostrou o processo de co-localização e é devido à presença de domínios bivalentes ou promotores bivalentes que mostram as marcas positivas e negativas como as das células estaminais embrionárias [128]. A H4ph de S47 ocorre *in-vitro* e *in-vivo* em PAK-2, capaz de fosforilar H4 ou o tetrâmero H3-H4 individualmente, mas não a H4 nucleossómica [129]. A associação de H4 com o chaperon HIRA específico de H3.3 representado no H4S47ph em vez do CAF-1 específico de H3 canónico aumenta assim a incorporação de H3.3-H4 nos nucleossomas [130]. A histona de ligação H1 é uma histona extranucleossómica essencial e necessária para a estabilização do nucleossoma como cromatossoma, desempenhando assim um papel no relaxamento da cromatina para permitir o processo de transcrição [131, 132].

2.9 Eventos associados à compactação da cromatina

Compactação, relaxamento e regulação da expressão genética A H3 é uma marca fundamental. O processo de compactação da cromatina ocorre nos cromossomas durante a mitose e a meiose. Os terminais N da H3 associados principalmente à condensação e segregação dos cromossomas são T3, S10, T11 e S28, que são fosforilados [133-136]. A fosforilação de histonas em H3S28 e H3S10 é essencial para a compactação da cromatina e é comprovada por imunofluorescência e imunoprecipitação sequencial [137, 138]. Um passo crítico para a segregação cromossómica adequada e o controlo da H3ph é o equilíbrio entre Aurora B/y IPI1 e PP1/y Glc7 [139]. Estas enzimas são essenciais para a estabilidade dos cromossomas mas, ao mesmo tempo, a sua sobre-expressão conduz a vários tipos de cancro [140-142]. A fosforilação da H3S10 leva à remoção da HP1a, HPip, HP1y ligada à H3K9 metilada [143], sendo a H3S10ph responsável pela ligação das proteínas à cromatina na mitose. O processo de modificação pós-transcricional (PTM) é o mesmo para a

H3S10ph no início da prófase, mas distingue-se durante a prometáfase [144].

A Hapsina, cinase associada à cromatina mitótica, contribui para a fosforilação da H3T3, essencial para a coesão das cromátides irmãs na mitose. A fosforilação da H3T3 associada à Hapsina é essencial para a ligação ao centrómero do complexo de passageiros cromossómicos (CPC) que contém Aurora-B e é descrita como uma interação entre a H3T3ph e a Survivina (outra subunidade do CPC) [145-148]. A Aurora-B cria um ciclo de feedback positivo ao fosforilar a Hapsina, o que ajuda ainda mais a H3T3ph no centrómero [148]. O adaptador centromérico Sugoshin (essencial para a compactação cromossómica) liga-se ao nucleossoma com a ajuda de H2AT120ph [149, 150]. A H3T3 também é essencial para a separação cromossómica e a regulação da H3T3ph diminui e os níveis de Hapsin são reduzidos devido à interferência do ARN, o que leva a uma irregularidade na coesão das cromátides irmãs [143, 151]. A H3ph na TII foi determinada pela primeira vez em ratos e em linhas celulares de cancro da mama humano MCF7. A quinase responsável pela TIIph é a D1K como uma fusão de GFP-G1K associada ao centrómero [152]. A H3TIIph é catalisada pela enzima Mek1 kinase no processo de meiose em leveduras [153, 154]. Os resíduos S10 da histona H2B e H3 são fosforilados na meiose durante a condensação dos cromossomas e desaparecem na fase posterior da meiose [155], enquanto a H4S1ph aparece na fase posterior da meiose e aumenta durante as células pós-meióticas [156,157].

2.10 Ubiquitinação

Uma proteína termoestável das células eucarióticas, que desempenha um papel no processo de modificação pós-traducional (PTM) [158], envolve a ubiquitina activada para formar a ligação amida da lisina na sua posição épsilon amina na sua proteína modificada. O processo de ubiquitinação ajuda principalmente uma proteína a ser convertida numa forma activada por enzimas. Os passos envolvidos na ubiquitinação são

1. Ativação da ubiquitinação - A sua ativação ocorre em duas fases: a formação de um intermediário ubiquitina-adenilato devido à ubiquitina E1, que ativa uma enzima que requer ATP como fonte de energia, enquanto a segunda fase envolve a transferência da ubiquitina para o resíduo de cisteína do sítio ativo E1, onde ocorre a libertação de AMP. Finalmente, forma-se uma ligação tioéster entre o grupo carboxilo C-terminal da ubiquitina e o grupo sulfidrilo da cisteína E1.

2. A ubiquitina E1 transfere-se para a cisteína do sítio ativo da enzima conjugadora de ubiquitina E2 através da reação de trans (tio) esterificação.

3. Na última etapa, a formação da ligação isopeptídica é gerada pela cascata de ubiquitinação entre uma lisina da proteína alvo e a glicina C-terminal da ubiquitina.

A interação acima referida entre a E2 e o substrato é levada a cabo pela enzima E3, que funciona como módulo de reconhecimento do substrato do sistema. As enzimas E2 incluem Ubc1 a Ubc13, entre as quais Ubc4 e Ubc5 são importantes para a ubiquitinação, enquanto a E3 ubiquitina ligase Tom1 é responsável pelo excesso de ubiquitinação da histona.

A E3 actua como a enzima essencial e possui um de dois domínios-

1. HECT (Homólogo do terminal carboxílico do E6-AP)

2. Domínio RING (Really interesting new gene) ou domínio U-box estreitamente relacionado.

Entre eles, o domínio RING catalisa a transferência diretamente da E2, enquanto o domínio HECT catalisa através da enzima E3, seguida da formação de um intermediário covalente E3-ubiquitina.

A E3 está também envolvida na ubiquitinação e no reconhecimento de proteínas-alvo específicas essenciais para a degradação pelo proteossoma enzimático, por exemplo, APC (complexo promotor de anafase) e SCF (complexo de proteínas Skp-1 Cullin-F-box).

Existem dois tipos de Ubiquitina - endógena e extracelular.

A ubiquitina endógena ajuda a regular a transformação intracelular, enquanto a ubiquitina extracelular impede a atividade das plaquetas e o crescimento das células progenitoras hematopoiéticas normais [159-161]. Devido aos inibidores da função do sistema ubiquitina-proteossoma, são causados muitos tipos de doenças e alguns outros tipos podem ser causados devido à degradação acelerada das proteínas [162-164]. Os distúrbios relacionados com o álcool afectam o sistema ubiquitina-proteossoma, que está ligado à produção de ROS, conduzindo assim à inativação de proteínas e a processos patogénicos irreversíveis nas células hepáticas [165-167].

3. Alterações epigenéticas em diferentes partes do cérebro devido ao álcool

O álcool e os seus metabolitos provocam alterações epigenéticas em diferentes partes do cérebro, interferindo com os processos de metilação do ADN, metilação das histonas e acetilação/desacetilação das histonas. As partes do cérebro mais afectadas são o córtex pré-frontal, o cerebelo, o hipocampo e a amígdala.

3.1   Epigenética em contexto com a parte do cérebro Córtex

O córtex inclui o córtex pré-frontal (CPF), é uma parte do sistema dopaminérgico mesocorticolímbico (MDS), que inclui a área tegmental ventral (VTA) e projecta-se para o núcleo accumbens (NA), a amígdala, o septo e o CPF. O córtex pré-frontal é a parte principal responsável pelo controlo da comida, da bebida e do sexo, que são as recompensas biológicas, e pelas recompensas não biológicas, como a toxicodependência [169-171]. Controla e determina a intensidade da resposta comportamental [172, 173]. A região frontal do córtex é muito grande e é principalmente responsável pelo controlo de vários tipos de funções cognitivas. Nos alcoólicos, é sobretudo a parte do córtex que está envolvida. O CPF divide-se ainda em: CPF ventro-medial, sub-cortical e lateral [174-179]. A região ventromedial está associada às emoções, à organização da personalidade e ao comportamento social adequado, ou seja, controla os efeitos de uma resposta motora, enquanto o CPF lateral está associado à fluência, à memória de trabalho, ao planeamento e à tomada de decisões, dependendo da informação externa [175]. De acordo com estudos realizados, os indivíduos alcoólicos têm problemas associados à mudança entre respostas motoras (alteração de objectos), tarefa de incompatibilidade (IT) e tomada de decisão (tarefa de jogo) para a região ventromedial e sub-cortical [175, 180-182]. A tomada de decisão está a ser activada pela tarefa de jogo e é também observada em imagens funcionais do cérebro [183,184]. O GT concluiu que um indivíduo desiste de recompensas a curto prazo em condições desfavoráveis em vez de melhores recompensas a longo prazo [185], mas não foram observadas alterações no CPF dorsoventral e medial superior.

Nos indivíduos alcoólicos, as disfunções neuronais são atribuídas a várias hipóteses

1. Devido ao efeito direto do etanol, surge um metabolito tóxico do etanol, o acetaldeído (altamente tóxico para os neurónios).

2. Durante a abstinência, surge uma excitotoxicidade indireta que provoca uma alteração da neurotransmissão glutaminérgica e do ácido gama-aminobutírico (GABA), devido ao efeito antagonista do etanol sobre o glutamato, resultando numa elevação da sensibilidade neuronal ao glutamato [186-189].

3. Muitas deficiências nutricionais relacionadas com os álcoois influenciam a função cerebral [190-192].

Os dados acima referidos revelam que o consumo crónico de álcool resulta em deficiências cognitivas, afecta sistemas moleculares como as proteínas reguladoras da expressão, as proteínas da cascata de sinalização, a transmissão sináptica e a molécula de tráfico de proteínas que controla a morte dos neurónios e a viabilidade do cérebro. As alterações no padrão de expressão genética dos alcoólicos são determinadas pela análise de microarranjos de cDNA. De acordo com os estudos, um gene que é regulado negativamente nos alcoólicos é a expressão do gene da mielina no CPF [193-196]. O stress oxidativo (SO) também afecta um gene associado à proteína de choque térmico e à reparação do ADN [193, 195, 197]. O SO provoca uma diminuição do gene mitocondrial que está associado ao transporte de electrões ou à produção de energia [193, 194]. A exposição ao etanol durante a fase inicial do desenvolvimento conduz à síndrome alcoólica fetal (SAF), que afecta a aprendizagem, a memória e o funcionamento executivo [198-200].

As partes do cérebro associadas à memória e à aprendizagem são o hipocampo e o CPF. O mecanismo subjacente à FAS é o acetaldeído (1st produto oxidativo do etanol) que inibe a enzima que adiciona um grupo metilo ao ADN, uma vez que a diminuição da metilação do ADN afecta a regulação de genes importantes para o desenvolvimento normal [201]. A conformação das partes do cérebro afectadas devido à exposição precoce ao álcool inclui a metilação do ADN [202], devido ao estado de hipermetilação que aumenta o processo de silenciamento transcricional [203]. O processo de metilação do ADN é reduzido devido à exposição ao etanol e é catalisado pela enzima DNMT, responsável pela transferência do grupo metilo do SAM (um dador de metilo) para o ADN [204]. O mecanismo indica que quanto maior for o consumo de álcool, menor será a disponibilidade de SAM, o que provoca uma perturbação do metabolismo de 1 carbono e resulta na metilação das histonas e do ADN [10].

Na amostra de sangue de alcoólicos, foram observadas alterações epigenéticas relacionadas com efeitos como uma alteração na expressão genética do nível de intoxicação alcoólica, desejo de beber e abstinência [205-208]. Certos genes como H19, GNAS, HCCS, XIST e BOLA 1 são genes metilados de mamíferos, essenciais para a regulação epigenética da expressão genética [209]. A ativação da transcrição observada em hepatócitos de alcoólicos influencia a acetilação da histona H3 na lisina 9 [209], na região promotora HIST2H2AC, o fenómeno da metilação é muito elevado no caso de humanos consumidores de álcool, o que provoca perturbações na epigenética.

Para além do fenómeno acima referido, os principais mediadores são a acetilação, a fosforilação e a metilação das proteínas histonas, que explicam a irregularidade da expressão genética na regulação da epigenética [210]. Em animais, o comportamento dependente de álcool causa a perturbação na expressão de mRNA, ocorrendo duas vezes o aumento da expressão de HIST1H4E [211].

Uma dose elevada de nandrolona (esteroide androgénico anabolizante) em ratos provoca uma alteração do comportamento, ou seja, um aumento do comportamento agressivo devido à diminuição do nível de ARNm do recetor 5-HT (pertence ao tipo de recetor da proteína G) [212], na amígdala e no CPF [213], em doentes com perturbação da personalidade agressiva impulsiva (PADI), metabolismo do CPF diminuído em resposta ao desafio serotoninérgico [214]. Em vez disso, o CPF medial não apresenta este tipo de alterações para os receptores serotoninérgicos e também para a agressividade aumentada pelo álcool em ratos que bebem álcool cronicamente [215]. O consumo de álcool também causa intoxicação, o que aumenta as células mortas no caso de ratos com restrição de convulsões de retirada (WSR). Assim, os danos no PFC aumentam. A neurodegeneração ocorre a um ritmo mais rápido na condição de abstinência em ratos WSR [216].

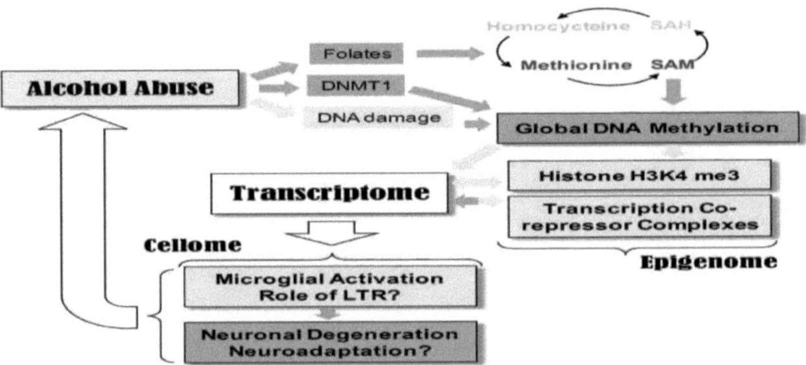

Fig. 5 Uma hipótese sistémica para o papel central das modificações epigenéticas na dependência do álcool.

As alterações no CPF também se devem a condições como a depressão e a ansiedade, que estão associadas à dor crónica. Devido à indução de lesões nervosas, verifica-se uma diminuição da massa cinzenta da parte cerebral do CPF [217], o que provoca ainda mais alterações na metilação do ADN.

3.2 Epigenética em contexto com a parte do cérebro Cerebelo

O cerebelo situa-se na fossa craniana posterior, atrás da ponte e da medula. Está separado do cérebro por uma prega de dura-máter chamada tentorium cerebelli. O córtex cerebelar, a camada superficial do cerebelo, é constituído por substância cinzenta. Na parte mais profunda da substância cinzenta, existem tratos de substância branca denominados *arbor vitae* (árvore da vida), que se assemelham aos ramos de uma árvore. O cerebelo desempenha um papel essencial no controlo do movimento para que este se processe de forma suave, na direção certa e com a extensão certa. A estimulação cerebelar modifica os movimentos produzidos pela estimulação das áreas motoras do córtex cerebral. O córtex cerebelar é também importante para a aprendizagem dos movimentos (por exemplo, na aprendizagem da escrita). Através das suas ligações vestibulares e espinais, o cerebelo é responsável pela manutenção do equilíbrio do corpo.

O cerebelo é considerado mais suscetível aos efeitos nocivos do etanol. A fase de sinaptogénese do desenvolvimento do cérebro, especialmente do cerebelo, é prejudicada pela exposição pré-natal ao etanol, o que resulta em várias perturbações da função cerebral [218, 219]. Nos seres humanos, a sinaptogénese ocorre durante o terceiro trimestre de gravidez e mantém-se durante os primeiros anos de vida. Do mesmo modo, nos roedores, este período corresponde aos dias pós-natais quatro a nove (P4-P9). Nos dias pós-natais quatro a seis, uma única introdução de etanol nas crias de ratos diminui as células de Purkinje e os neurónios granulares cerebelares (CGNs) nos dias pós-natais seis a oito [220-225]. Os níveis endógenos de antioxidantes são alegadamente menores no cerebelo e no hipocampo, em contraste com outras regiões do cérebro, tornando-os assim mais vulneráveis aos efeitos teratogénicos do álcool [226, 227]. Para formar a camada interna de grânulos (IGL), os precursores dos neurónios granulares (GNPs) que formam os CGNs começam a migrar para além da camada de células de Purkinje. Existem vários factores que incluem genes envolvidos na regulação do ciclo celular, factores de crescimento nervoso, como o fator neurotrófico derivado do cérebro (BDNF), o fator básico de crescimento de fibroblastos (bFGF), o fator de crescimento semelhante à insulina 1 (IGF-I) e receptores (por exemplo, os receptores de N-metil-D-aspartato (NMDA) e os receptores de ácido retinóico), que regulam a maturação, migração e diferenciação dos CGNs [228-232]. A exposição ao etanol danifica estes receptores e as vias de sinalização integradas, o que leva a que os CGN não consigam migrar para fora da camada granular externa e sofram morte celular apoptótica [233].

No cerebelo em desenvolvimento, os mecanismos epigenéticos que são efectuados pela metilação do ADN, a modificação das histonas e os ARN não codificantes são perturbados pelo etanol [234]. A proteína de ligação ao CREB (CBP ou CREBBP), que é uma família de HATs, actua como coactivador do CREB e como cofator de muitos factores de transcrição, facilitando a indução dos genes visados por estes factores. O CBP também pode atuar como uma proteína de suporte para o complexo de transcrição, recrutando componentes da maquinaria de transcrição através da sua atividade HAT intrínseca, o que acaba por provocar o relaxamento da cromatina. A interação de CREB e CBP é essencial para a ativação de genes neuronais que estão envolvidos no desenvolvimento do cérebro e são regulados pela atividade neuronal. A CBP é um alvo importante do etanol, tanto no cerebelo em desenvolvimento como no cerebelo maduro dos animais [235-238]. A deleção da CBP devido ao álcool é mediada pela caspase-6 e pela calpaína, o que leva a níveis reduzidos de acetilação para H3 e H4 no cerebelo em desenvolvimento e a défices de aprendizagem [239, 240]. Foi relatado que a administração aguda (intraperitoneal) de uma dose ansiolítica de etanol diminuiu a atividade da HDAC e aumentou o nível de CBP, e H3/H4 acetilado nos núcleos central e medial da amígdala em ratos tratados cronicamente com uma dieta líquida contendo etanol e depois retirados durante 24 horas, a atividade da HDAC aumentou e os níveis de H3/H4 acetilado e CBP diminuíram.

Este estudo também sugeriu que os inibidores da HDAC poderiam ser úteis no tratamento da ansiedade induzida pela abstinência do álcool [241] e da Síndrome de Rubinstein-Taybi Humana, uma doença grave caracterizada por atraso mental, juntamente com certas caraterísticas faciais da síndrome alcoólica fetal e défice de crescimento devido a uma redução de 50% no nível de CBP [242].

3.3 Eventos epigenéticos relacionados com o hipocampo

A principal região do cérebro associada a vários graus de défice de desenvolvimento e atraso de crescimento durante a ingestão de álcool é o hipocampo, estes défices e atraso de crescimento são conhecidos coletivamente como perturbação fatal do espetro do álcool (FASD). Uma das consequências mais importantes é o défice cerebral, a perturbação cognitiva e neurocomportamental, que persiste frequentemente em ambas as fases, ou seja, na infância e na idade adulta [243]. O volume do hipocampo diminui com a FASD, levando a um atraso na memória verbal e espacial [244]. A exposição fatal ao etanol pode provocar uma redução do volume do giro denteado (GD), do número de células granulares, da arborização dendrítica, do crescimento dos neurónios das células granulares e também uma redução do nível dos factores neurotróficos BDNF e NGF, bem como da proliferação de células estaminais no GD [245-248], O mecanismo realmente subjacente à anormalidade da formação do hipocampo induzida pelo álcool não é claro, mas estudos sugerem que o etanol altera ativamente a programação epigenética durante o desenvolvimento do tubo neural, inibe a epigenética na mesma fase e imita o atraso de crescimento induzido pelo álcool em muitos órgãos como o cérebro, o coração e o crânio-facial [249]. A epigenética é também essencial para a regulação da modificação da conformação 3D e da acessibilidade da DNA metil transferase (DNMT) na citosina através do processo de transcrição [250]. A formação de 5 MC está relacionada com a condensação do ADN e a supressão da transcrição dos genes [251]. A metilação do ADN na citosina não é fixa nem aleatória; é um mediador crítico para um programa de desenvolvimento. A metilação do ADN aparece como um programa ordenado (DMP) que precede e medeia desde a célula estaminal embrionária até à célula neural [249,252,253]. A desmetilação passiva ocorre durante a replicação celular, onde a falta de manutenção das DNMTs resulta na depleção do processo de metilação na cadeia de ADN recém-sintetizada. A desmetilação ativa também é regulada nas células pós-mitóticas, por exemplo, os neurónios piramidais CA1 e as células granulares DG levam à modulação da consolidação da memória e da plasticidade sináptica [254,244,255]. No processo de desmetilação ativa, a 5mc é convertida em 5hmc pelas enzimas ten-eleven translocation 1/2/3 (TEN1/2/3) [256]. A 5hmc desempenha preferencialmente um papel importante na manutenção da pluripotência nas células estaminais embrionárias, juntamente com a maturação neural [257]. No tecido nervoso, a 5hmc encontra-se mais abundantemente do que em qualquer outro tecido [258] e está presente no corpo do gene, o que está associado a um aumento do nível de transcrição do gene [259, 260]. O 5hmc impede a ligação do DNMD1 à citosina alvo e, subsequentemente, facilita a transcrição do gene ao suprimir a ligação do repressor da transcrição nas células estaminais embrionárias [261, 262]. O álcool (um inibidor do dador de metilo) inibe a via metabólica de vários dadores de metilo. O álcool altera a homeostase do folato e da homocisteína, os níveis de dadores de metilo e a proteína DNMT, os níveis de ARNm no cérebro de animais com exposição fatal ao etanol [263].

A exposição ao álcool, através da alteração do metabolismo dos dadores de metilo, afecta a metilação global e específica dos genes [264, 265]. Nos seres humanos, o álcool a 4% v/v produz um paradigma de consumo crónico moderado a elevado. O uso de álcool durante o estado de gestação em ratos induz défices de aprendizagem espacial e comportamentos de desespero [266-268]. O álcool atrasa a aquisição de 5mc e 5hmc em células neurais pró-genitais na NE, resultando na metilação do ADN de 5mc e 5 hmc, no início da determinação do destino neural, que está associada ao silenciamento de genes de manutenção de células estaminais (Eg- POU5F1, Ddah2), que são desactivados durante a diferenciação neuronal e a expressão de genes de diferenciação neuronal como zag1, Tcf4 aumenta [269]. O álcool inibe o início da metilação dos genes, atrasa a diferenciação neural e desvia-se para as propriedades gliais [252, 270]. Nos neurónios em maturação precoce, a regressão e a relocalização intra-núcleo de 5mc e a acumulação de 5hmc são prejudicadas pela exposição ao etanol. Assim, a 5mc e a 5hmc desempenham diversos papéis durante a maturação dos promotores e dos corpos dos genes [271]. Pensa-se que os resultados funcionais da exposição ao álcool são a perturbação no recrutamento das enzimas modificadoras da cromatina DNMT3, Sir1, G9a [272], que alteram as marcas epigenéticas e conduzem a uma alteração na transcrição dos genes. A metilação alterada do ADN afecta a sua proteína de ligação para recrutar o fator de transcrição e outros códigos de histonas.

Estudos realizados demonstraram que a exposição pré-natal ao álcool afecta a metilação do ADN até à idade de recém-nascido (dia 7 pós-natal em ratos), após a interrupção do álcool durante todo o período de 3rd trimestres, observa-se uma alteração significativa da AMP no desenvolvimento do giro denteado. Esta alteração deve-se à inibição bioquímica das reacções dos dadores de metilo e à falta de enzimas de conversão de 5hmc (TET1). O álcool afecta a metilação do ADN durante a diferenciação ativa, e a sua influência na maquinaria de metilação é consequente para o processo de desenvolvimento dos neurónios do hipocampo [273-276]. No programa de metilação, o álcool causa um atraso no desenvolvimento do hipocampo, conduz a uma sobre-expressão ou ablação da maquinaria de metilação das proteínas DNMTs e DTG, embrionariamente letal [277-279].

Na região do cérebro, o mecanismo epigenético provoca uma mudança estável no comportamento, incluindo a aprendizagem e a memória, a toxicodependência, a depressão e a resposta a longo prazo aos cuidados maternos [280, 281]. Nos mamíferos, o hipocampo regula em grande medida a memória contextual; o inibidor da HDAC mostra o reforço da memória contextual em associação com o condicionamento do medo e a memória espacial [282-284], com plasticidade sináptica. Estes efeitos são regulados seletivamente pela isoforma HDAC específica HDAC2. A importante regulação da cromatina no comportamento dos mamíferos tem lugar a partir da mutação de consenso CBP. A ablação heterozigótica de CBP prejudicou a memória a longo prazo, a condição de medo e o reconhecimento de objectos novos [285]. O CBP desempenha um papel direto na expressão genética, juntamente com a sua função de domínio HAT. A inibição do HDAC inverte os defeitos da memória de reconhecimento, o que é consistente com a manipulação selectiva da metilação das histonas. Embora a memória seja regulada pelo CBP, a sua função epigenética pode atuar de forma mais selectiva no comportamento. Estudos demonstraram que a inibição da HDAC não só aumenta a consolidação da memória de reconhecimento de objectos, como também converte traços de memória fracos que normalmente se dissipam em memórias mais robustas e persistentes [284]. O CBP actua como um coactivador transcricional com o CREB, um fator de transcrição vital na função neural dinâmica [284,286], os mutantes do CREB inibem a memória do medo e os défices de LTP são resistentes à inibição do HDAC [283].

3.4 Epigenética em contexto com a parte do cérebro Amígdala

A Amígdala Central (CeA) tem uma localização única para funcionar como interface entre o stress e outros processos relacionados com a dependência. Há muito que se atribui a esta região do cérebro um papel importante no condicionamento aversivo, como o medo, bem como no estado emocional negativo definido pela dependência e abstinência do álcool.

O CeA é a principal região de saída da amígdala, que recebe informações complexas de outros núcleos amigdalóides, bem como das regiões que integram informações sensoriais do ambiente externo, como o tálamo, o córtex, etc. O CeA está funcional e anatomicamente dividido em duas divisões principais, ou seja, subdivisões lateral e medial, que estão interligadas e são povoadas por interneurónios inibitórios e neurónios de projeção.

Os neuropeptídeos são altamente expressos na amígdala central, principalmente na subdivisão lateral, e o papel da maioria destes neuropeptídeos na regulação da ansiedade e dos comportamentos relacionados com o álcool tem sido localizado no CeA. Existem dois neuropeptídeos principais reconhecidos, o CRF e o neuropeptídeo-Y (NPY). A amígdala alargada é uma microestrutura concetual do cérebro que desempenha um papel proeminente nos comportamentos de medo e ansiedade [287]. Dois componentes principais da amígdala alargada são o núcleo central da amígdala e o núcleo do leito da estria terminal (BNTS). Estas duas regiões apresentam uma elevada interconectividade e desempenham um papel central na geração de respostas emocionais negativas (medo e ansiedade a estímulos externos).

O consumo crónico de álcool durante um longo período é definido pelo estado de transição, ou seja, de níveis baixos/moderados para níveis elevados de consumo de álcool. Esta transição é regulada pela sinalização da dopamina no sistema de recompensa mesocorticolímbico, pela hiperatividade da sinalização do glutamato e pela desregulação do sistema de stress cerebral [288]. Os efeitos crónicos do álcool no sistema de stress cerebral podem referir-se quer a alterações induzidas pelo álcool na função neuro-endócrina (como o sistema hipotálamo-hipófise-adrenaláxis (HPA) [289, 290], quer ao sistema de stress cerebral extra-hipotalâmico (amígdala). Os neuropeptídeos da amígdala alargada associam um papel essencial nos aspectos afectivos negativos da dependência de drogas, incluindo especificamente o álcool. Estes peptídeos dividem-se concetualmente em peptídeos pró-stress e anti-stress que promovem e reduzem as perturbações afectivas negativas, respetivamente, durante a abstinência de drogas após o consumo excessivo de drogas. Muitos dos péptidos pró e anti-stress são altamente expressos no CeA e nas partes do cérebro que produzem efeitos profundos nos comportamentos relacionados com o álcool.

Os péptidos pró-stress incluem o fator libertador de corticotropina (CRF), a dinorfina, a hipocretina/orexina e a vasopressina, enquanto os péptidos anti-stress incluem o neuropeptídeo-Y e a noceceptina; interagem de forma complexa na amígdala alargada para modular a transmissão excitatória e inibitória.

O CRF e o NPY apresentam um grau mais elevado de sobreposição neuro-anatómica e um perfil comportamental largamente oposto. Por exemplo, o aumento do comportamento do tipo ansioso [291], o aumento da excitação [292] e a diminuição da alimentação são promovidos pelo CRF [293], ao passo que a diminuição do comportamento do tipo ansioso [294], a diminuição da excitação [295] e o aumento da alimentação são promovidos pelo NPY [296].

Os comportamentos relacionados com o álcool aumentam a sensibilidade à manipulação dos sistemas cerebrais CRF e NPY e os indivíduos dependentes do álcool, geneticamente vulneráveis ao consumo de grandes quantidades de álcool, que passam repetidamente por períodos de abstinência alcoólica, são inatamente ansiosos. O efeito do CRF e do NPY na ansiedade, tal como os comportamentos relacionados com o álcool, está localizado na amígdala e nas regiões vizinhas, provavelmente devido à modulação da transmissão excitatória ou inibitória nas regiões acima mencionadas, que se altera após a exposição crónica ao álcool. A divisão central e a divisão medial do CeA diferem na entrada aferente e nas projecções eferentes. Também diferem no conteúdo de neurotransmissores e neuropeptídeos. A porção lateral do CeA contém uma densidade muito maior de neuropeptídeos como o CRF do que o CeA medial [297].

3.5 CRF e ÁLCOOL na amígdala central (CeA)

O CRF é um péptido com 41 aminoácidos que desempenha um papel central na excitação, na resposta hormonal, simpática e comportamental ao stress. O CRF e o seu recetor são abundantemente expressos no CeA, no núcleo do leito da estria terminal (BNST) e na amígdala basolateral (BLA). A hiperfunção da CRF nestas regiões produz um aumento do comportamento semelhante à ansiedade [297]. O CRF na amígdala alargada está principalmente relacionado com a produção e a neurotransmissão de outros transmissores relacionados com o stress. No local do recetor, a hormona glucocorticoide actua no CeA para regular a síntese de CRF após o condicionamento do medo, enquanto os glucocorticóides no BLA modulam positivamente a consolidação das memórias de medo mediada pelo adrenoceptor ^, através de interações diretas com os receptores CRF1 e os adrenoceptores a-1 no terminal pós-sináptico [298]. Assim, um aumento no nível extracelular de CRF é principalmente devido ao stress e à dependência de álcool na parte cerebral CeA [299]. A abstinência alcoólica produz síntese e libertação de CRF no CeA e no BNST, sendo esta última normalizada pelo consumo de etanol. A dependência do álcool produz um aumento do consumo de álcool durante a abstinência aguda e prolongada, e também um aumento da sensibilidade à ansiedade induzida pelo stress durante a abstinência prolongada de álcool crónica. As acções acima referidas são bloqueadas pela administração sistémica de antagonistas dos receptores CRF [300, 301]. O comportamento do tipo ansioso produzido pela abstinência do álcool e este efeito devem-se à ação da CRF no recetor CRF-1 [302].

3.6 Efeitos do álcool na transmissão inibitória no CeA

O álcool agudo aumenta a inibição sináptica através do aumento da libertação de GABA do recetor GABA-A pré-sináptico. O álcool potencia seletivamente a função do recetor GABA-A. A exposição crónica ao álcool facilita a libertação de GABA, principalmente através da ação nos terminais GABAérgicos pré-sinápticos [303]. O recetor GABA-B pré-sináptico pode mediar o feedback inibitório que limita a capacidade do álcool agudo para facilitar a neurotransmissão de GABA, por exemplo, o álcool agudo só facilita a transmissão GABAérgica no hipocampo e no núcleo accumbens se o recetor GABAB estiver bloqueado [304]

3.7 Modulação da transmissão inibitória pelo CRF no CeA

O aumento da transmissão GABAérgica no CeA é produzido pelo CRF [305, 306]. A libertação pré-sináptica de GABA é aumentada pelo CRF e diminuída pelo antagonismo do recetor CRF-1. A diminuição da libertação pré-sináptica de GABA reflecte uma facilitação crónica da libertação de GABA no CeA através do CRF. A capacidade do CRF e do álcool agudo para aumentar a transmissão GABAérgica no CeA depende da integridade das vias de sinalização intracelular da proteína quinase-c epsilon (Pkc-s) [307]. As células Pkc-5 na divisão lateral do CeA são activadas por estímulos de condições aversivas e inibem as células Pkc-5+, talvez os neurónios GABA contendo NPY nesse núcleo não respondam a condições aversivas e se projectem para a divisão medial do CeA [308].

4. Epigenética no armazenamento de informação

Memória é o termo que descreve o poder do cérebro para armazenar informação a longo prazo. A transcrição e a tradução são ambas importantes para a formação da memória de longo prazo (LTM) [309-313]. Trata-se de um processo complexo que envolve muitas vias de sinalização e a regulação de vários genes [314-316]. A proteína de ligação ao AMP cíclico (CBP) é importante para a formação da memória de longo prazo. Os indivíduos deficientes em CBP não apresentam os problemas de desenvolvimento da população CBPDN+/-.

O mecanismo epigenético está associado à regulação da expressão genética, a alterações no desenvolvimento neural normal e à diferenciação celular. Estas alterações no SNC estão subjacentes à plasticidade sináptica e à formação da memória de longo prazo (LTM), incluindo a consolidação, a reconsolidação e a extinção.

As alterações dependentes da atividade na força sináptica são importantes para a formação da LTM, pelo que a indução sináptica está essencialmente envolvida como mecanismo epigenético na formação da LTM. LTM refere-se ao aumento da plasticidade sináptica, enquanto a depressão a longo prazo causa a redução da plasticidade sináptica/transmissão sináptica. O ácido hidroxâmico siberoilanilida (inibidor da HD AC) aumenta significativamente a indução da potenciação de longo prazo (LTP) de fase tardia.

A modificação covalente das histonas é o mecanismo molecular mais importante para a regulação epigenética da memória. A acetilação da histona aumenta diretamente a formação da memória, assim como o inibidor HDAC, como a tricostatina-A, potencia a formação da memória. Todos estes processos epigenéticos são regulados pelo epigenoma.

Foi referido que a acetilação das histonas e a metilação do ADN desempenham papéis complementares e permissivos na memória e na plasticidade sináptica. Quando tanto o

DNMT3A como o DNMT1 foram eliminados em neurónios excitatórios pós-natais do prosencéfalo, este apresentou uma memória espacial e contextual a longo prazo [317]. A falta de especificidade, a toxicidade associada e o recrutamento da síntese de ADN para a função de inibidor de DNMTs, que as DNMTs regulam especificamente o comportamento a longo prazo [318].

A exposição ao álcool durante o desenvolvimento no rato provoca uma alteração na metilação global do ADN no CPF e no hipocampo. A exposição ao etanol durante o desenvolvimento pode levar à hipermetilação em ambas as áreas cerebrais, o que provoca o silenciamento transcricional do alelo [319]. Outro estudo sugeriu que a exposição ao etanol durante o desenvolvimento pode causar hipo e hipermetilação de um gene específico [320], o que conduz a um défice na função cerebral e no comportamento [321, 322], os ratinhos que não possuem a proteína mbd1 apresentaram um défice na memória espacial [323], do mesmo modo que o mutante mecp2 apresentou um fraco desempenho nos paradigmas de memória espacial contextual e de reconhecimento social dependentes do hipocampo [324]. A exposição a drogas de abuso provoca alterações estruturais e funcionais duradouras no cérebro, mediadas por alterações igualmente duradouras na expressão de genes como o AfosB e o CREB [325].

A expressão temporal e espacial dos genes durante o desenvolvimento é um processo importante e complexo que é regulado por marcas epigenéticas, cruciais para a manutenção da homeostase celular normal [222].

5. O metabolismo do álcool e o seu efeito no mecanismo epigenético

As modificações epigenéticas da expressão genética são influenciadas principalmente pelo efeito do álcool na acetilação das histonas e pelas alterações do estado redox.

Existem duas vias principais para o metabolismo do álcool

1. Via oxidativa (ocorre no fígado)

2. Via não-oxidativa - (ocorre no tecido extra-hepático)

5.1 Via oxidativa

O metabolismo oxidativo do etanol é a principal via em que a enzima citosólica álcool desidrogenase (ADH) produz acetaldeído, uma molécula extremamente reactiva e tóxica. Este processo está associado à redução do NAD^+ a NADH, gerando um ambiente citosólico altamente reduzido, principalmente nos hepatócitos (célula hepática). Para além da ADH, um grupo de enzimas denominadas isoenzimas do citocromo P450, incluindo CYP2E1, 1A2, 3A4, que estão presentes principalmente num organelo celular, o retículo endoplasmático (ER), são envolvidas particularmente após a ingestão crónica de álcool. Devido à ingestão crónica de etanol, a CYP2E1 é activada e desempenha um papel importante no metabolismo do etanol em acetaldeído com o aumento da concentração de álcool [326]. Durante o metabolismo do etanol, a CYPE1 produz também ROS, incluindo hidroxietil, aniões superóxido e radicais hidroxilo (OH). A catalase, outra enzima situada nos peroxissomas, também oxida o etanol.

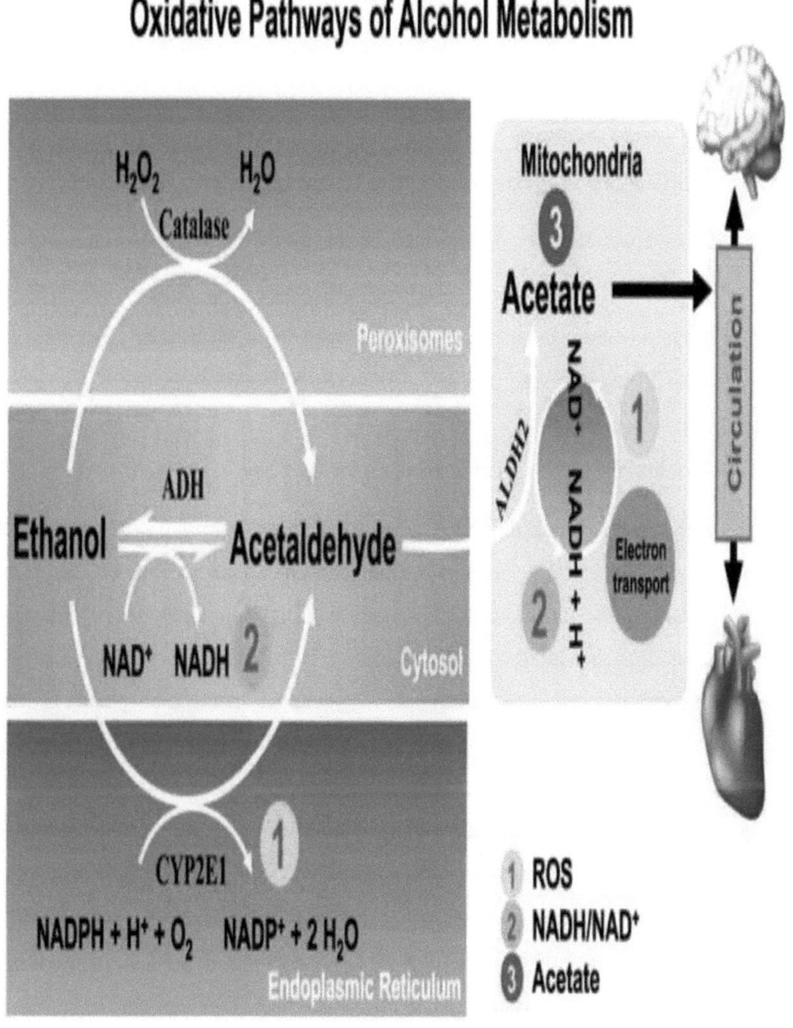

Fig. 6 Vias oxidativas do metabolismo do álcool.

O acetaldeído é formado como um produto de todas as vias oxidativas, sendo posteriormente metabolizado. Este processo é realizado pela aldeído desidrogenase (ALDH2), uma enzima mitocondrial que forma acetato e NADH. A cadeia de transporte de electrões (ETC) é responsável pela oxidação do NADH mitocondrial.

5.2 Modificação epigenética devido ao metabolismo do álcool

Existem principalmente três mecanismos através dos quais o etanol exerce um efeito epigenético por oxidação-

1. Elevação do rácio NADH/NAD+.
2. Geração de espécies reactivas de oxigénio (ROS).
3. Formação de acetatos.

5.3 Relação NADH/NAD+ e suas ramificações

O metabolismo do etanol altera a relação $NADH/NAD^+$, o que provoca alterações significativas nos níveis de várias outras moléculas no compartimento celular, como o aumento da relação lactato/piruvato no citoplasma e o aumento da relação y-hidroxibutirato/acetoacetato nas mitocôndrias [327]. Isto levaria a uma mudança do potencial redox das células hepáticas que resulta numa alteração acentuada de várias vias metabólicas reversíveis, por exemplo, alteração do metabolismo hepático dos lípidos, hidratos de carbono, proteínas, lactato e ácido úrico [328]. Muitos tipos de reacções de oxidação, como o metabolismo energético, a desacetilação de histonas e a morte celular, são catalisados por várias enzimas específicas, principalmente através da utilização de NADH/NAD+. O aumento do rácio NADH/NAD+ conduz à modulação da abertura da transição da permeabilidade mitocondrial (MPT) e à modulação da expressão genética [329].

Fig. 7 Metabolismo do álcool e acetilação de histonas.

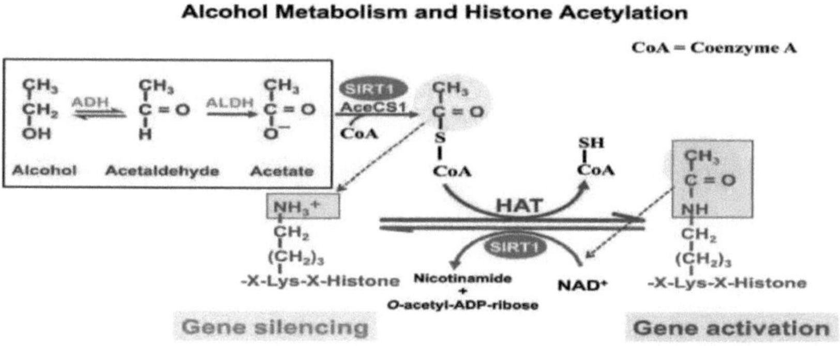

O rácio de NADH/NAD+ influencia a expressão genética através de vários mecanismos

1. Proteína de ligação ao terminal de carbonilo (CtBp).

2. Regulador de informação silencioso (sir2).

3. Regulador transcricional heterodimérico do relógio/NPAS2.

Estes são essenciais para a lesão induzida pelo etanol. Entre eles, o CtBp é um fator regulador que medeia a repressão transcricional, essencial para a regulação do ciclo celular e para o desenvolvimento; o CtBp actua como um D2-hidroxiácido dependente de NAD+ [330] . A interação de CtBp com os factores de transcrição alvo aumentou com NAD+ [331] Sir2, CtBp (um sensor metabólico), necessário para a regulação da adipogénese [332], e também essencial para as alterações do potencial redox causadas pelo metabolismo do álcool e pela sua teratogénese. O metabolismo celular e o silenciamento transcricional estão ligados através de Sir2 pela sua atividade de HDACs dependente de NAD+ [333],

necessário para o silenciamento de genes e para a regulação do relógio circadiano. O NAD+ desempenha um papel na reação de desacetilação, reflectindo assim que a Sir2 pode funcionar como um sensor do estado energético das células [333]. SIRT1 (ortólogo de Sir2 em mamíferos) é também uma desacetilase dependente de NAD+ [333], cujos substratos incluem histonas e o fator de transcrição Ps3 [334]. Reduz a incidência de doenças relacionadas com a idade, como a diabetes, o cancro, as deficiências imunitárias e as doenças cardiovasculares, devido à atividade do NAD+, que ativa a Sir2 durante a RC, prolongando assim o tempo de vida de uma série de organismos [335].

O ciclo de luz e escuridão, regulado pela proteína do relógio, faz parte do sistema de feedback transcricional que controla o ritmo circadiano. O rácio NADH/NAD+ intracelular, através do sensor SIRT1, influencia o BMLA1 nos relógios central e periférico. O relógio circadiano é regulado pelo nível de AMP seguido da ativação da AMPK através da inibição da AMPK ph [336]. Estudos realizados em seres humanos e animais demonstraram que a ingestão crónica e aguda de etanol e a abstinência afectam de forma extrema o ritmo circadiano, incluindo as funções fisiológicas, endócrinas e comportamentais e a secreção de melatonina (hormona circadiana), bem como a temperatura corporal [337, 338]. O consumo de etanol também altera a expressão de pr2 e pr3 (genes circadianos) no SNC, mostrando um efeito direto no pacemaker central através do álcool [339].

5.4 Formação de ERO, stress oxidativo e suas ramificações

As espécies reactivas de oxigénio (ERO) incluem o superóxido (O_2^-), o peróxido de hidrogénio (H_2O_2), o ião hipoclorito (OCl^-) e o radical hidroxilo (OH^-), gerados por várias reacções em múltiplos compartimentos da célula, como a NADPH oxidase, o metabolismo lipídico no peroxissoma e as ciclo-oxigenases citosólicas. A maior parte dos ERO resulta do transporte de electrões através das mitocôndrias. Os ERO desempenham um papel essencial na modificação epigenética no caso da carcinogénese humana e da morte celular.

5.5 Formação de acetatos e suas ramificações

Nas células mitocondriais que contêm uma enzima capaz de transformar o acetato em acetil CoA, tais como o coração, os músculos esqueléticos e o cérebro, metabolizam o acetato em CO_2 no ciclo TCA. O acetil CoA é utilizado para acetilar a histona, o que resulta na ativação dos genes, enquanto a SIRT1 desacetila a histona, o que leva ao silenciamento dos genes.

5.6 Interação entre o metabolismo do álcool e a epigenética

Devido a uma diminuição do nível de SAM, ocorre uma hipometilação do ADN, juntamente com uma redução do folato e a inibição da enzima metionina sintase, ao mesmo tempo que os níveis de SAH aumentam, levando à inibição da DNMT. A expressão de genes inflamatórios e do acetato é afetada devido à produção de ROS, que é utilizada em locais extra-hepáticos para produzir acetil CoA. Todas estas alterações epigenéticas surgem devido ao consumo crónico de etanol, que conduz a lesões nos órgãos.

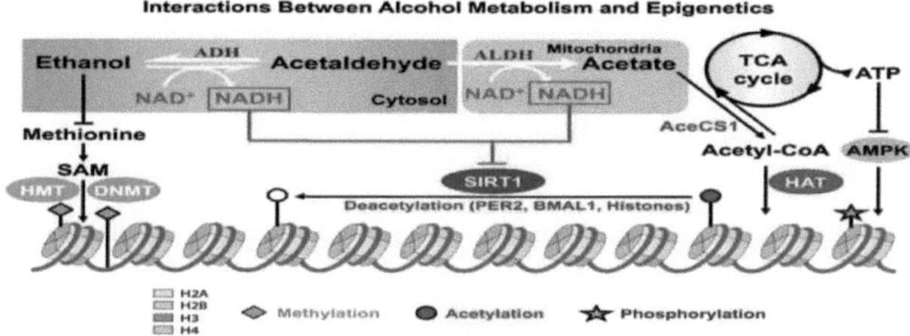

Fig. 8 Interações entre o metabolismo do álcool e os mecanismos epigenéticos.

Acetilação, fosforilação e metilação de histonas induzidas pelo etanol no gene NMDA - NR2B. O etanol provoca a acetilação selectiva da H3AcK9 [340] e aumenta a atividade da histona acetil transferase (HAT) [341].

Os álcoois substitutos, como o propranol, o isopropranol, etc., provocam a acetilação do H3. Estes álcoois modulam a acetilação da lisina 9 do H3 através da atividade dos HAT.

Um importante alvo farmacológico do etanol no SNC é o recetor NMDA, que interfere diferencialmente com a expressão das subunidades NMDAR [342], que podem ser um componente obrigatório de um isorreceptor NMDA muito sensível à exposição ao etanol.

Segundo um estudo, a exposição crónica ao etanol aumenta a densidade de ligação do NMDAR [343, 344], o que altera a expressão do NMDAR, conduzindo à hiperexcitabilidade e à excitotoxicidade associadas às crises de abstinência do etanol [345] Efeito do etanol na metilação da região 5' UTR do gene NR2B, Estudos revelam que a exposição crónica ao etanol causa desmetilação na região intron1 e intron2 [347, 348], sugerindo que a metilação epigenética do ADN pode estar envolvida em alterações da expressão do gene NR2B.

No mecanismo de abuso de drogas e de alterações adaptativas induzidas pelo álcool, está envolvida a regulação da transcrição [349, 350], enquanto factores de transcrição como o fator de silenciamento restritivo dos neurónios (NRSF) e o CREB são necessários para a regulação da transcrição do gene NR2B [351], bem como para mediar a neuroplasticidade induzida pelo etanol. O NRSF, um regulador da transcrição, desempenha por vezes um papel de repressor da transcrição [352].

CREB e AP1 medeiam a regulação positiva de NR2B induzida pelo etanol crónico. O processo de metilação do ADN é estável e controla muitas caraterísticas específicas, como a aprendizagem e a memória [353]. A alteração epigenética da proteína sinucleína está associada ao desejo [354]. A quantidade de metilação do ADN num local promotor está correlacionada com a extensão da ativação do gene, pelo que a modificação epigenética envolvida na metilação do ADN constitui um novo mecanismo para os efeitos a longo prazo na regulação induzida do gene NR2B.

6. Conclusão

Hipometilação global do ADN resultante de uma redução dos níveis de SAM (S-adenosil metionina). Os níveis de SAM são reduzidos em resultado de uma redução do folato induzida pelo álcool e da inibição da metionina sintetase. Ao mesmo tempo, os níveis de SAH aumentam, o que inibe a DNMT.

Modificação da histona que está associada a um aumento dos níveis de NADH causado pelo metabolismo do álcool. O aumento do NADH afecta a atividade da SIRT1, levando à expressão ou silenciamento de genes.

Produção de ROS, que afecta a expressão de genes inflamatórios, e de acetato, que é utilizado nos tecidos extra-hepáticos para produzir acetil-CoA. Este último é depois utilizado na acetilação das histonas pelas HATs. Estas alterações epigenéticas resultantes do consumo crónico de álcool podem levar à patologia dos órgãos. A compreensão da natureza exacta das alterações epigenéticas ajudará a conceber medicamentos para o tratamento ou atenuação das lesões orgânicas induzidas pelo álcool

7. Referências:

[1] . Waddington, C.H. Endeavour 1, 18-20. 1942

[2] . Waddington, C.H. (1957). A Estratégia dos Genes; uma Discussão de Alguns Aspectos da Biologia Teórica
(Londres: Allen & Unwin).

[3] . AnTonY, J.M.; VanMarle, g.; oPii, W.; eTal.humanendogenous retrovirus glycoprotein-mediated inductionof
reactivos redox provoca a morte dos oligodendrócitos e a desmielinização. Nature Neuroscience7 (10):1088-1095, 2004. **(PMid: 15452578)**.

[4] . Bernstein, E., e Allis, C.D. (2005). Genes Dev. *19,* 1635-1655.

[5] . Goldberg AD, Allis CD, Bernstein E. 2007. Epigenetics: a landscape takes shape. Cell 128:635-8.

[6] . Jones PA, Takai D (2001). O papel da metilação do ADN na epigenética dos mamíferos. *Science* **293**: 1068-1070.

[7] . McKay JA, Williams EA, Mathers JC (2004). Folato e metilação do ADN durante o desenvolvimento *in utero* e
envelhecimento. *Biochem Soc Trans* **32**: 1006-1007.

[8] . WilliaMs, r.J.; BerrY, l.J.; e BeersTeCher, e.individual metabolic patterns. alcoholism. genetotrophic
Proceedings of the National Academy of Sciences of theUnited States of America35 (6):265-271, 1949. **(PMid: 16588890)**.

[9] . Hamid, A.; Wani, N.A.; e kaur, J.novas perspectivas sobre o transporte de folato em relação ao folato induzido pelo alcoolismo
malabsorption-association with epigenome stabilityand cancer development. *FEBS Journal* 276(8):2175- 2191, 2009. **(PMid: 19292860)**.

[10]. BlasCo, C.; CaBalleria, J.; deuloFeu, r.; eTal.Prevalência e mecanismos de hiperhomocisteinemia em alcoólicos crónicos. *Alcoholism: Clinical and Experimental Research29* (6):1044-1048, 2005. **(PMid: 15976531)**.

[11]. Chen, C.h.; Pan, C.h.; Chen, C.C.; andhuang, M.C.increased oxidative dna damage in patients with alcohol dependence and its correlation with alcohol with-drawal severity. *Alcoholism: Clinical and ExperimentalResearch35* (2):338-344, 2011. **(PMid: 21070251)**.

[12] . Levenson JM, Sweatt JD. 2005. Epigenetic mechanisms in memory formation (Mecanismos epigenéticos na formação da memória). Nat Rev Neurosci 6:108-18;

[13] . Bird A. 2007. Percepções da epigenética. Nature 447:396-8.

[14] . Jiang Y, Langley B, Lubin FD, Renthal W, Wood MA, Yasui DH, e outros. 2008. Epigenética no sistema nervoso
sistema. J Neurosci 28:11753-9.

[15] . Dulac C. 2010. Função cerebral e plasticidade da cromatina. Natureza 465:728-35.

[16] . Chen WG, Chang Q, Lin Y, Meissner A, West AE, Griffith EC, e outros. 2003. Desrepressão do BDNF
transcrição envolve a fosforilação dependente de cálcio do MeCP2. Ciência 302:885-9.

[17] . Martinowich K, Hattori D, Wu H, Fouse S, He F, Hu Y, e outros. 2003. Cromatina relacionada com a metilação do ADN
remodelação na regulação do gene BDNF dependente da atividade. Ciência 302:890-3.

[18] . Levenson JM, Roth TL, Lubin FD, Miller CA, Huang IC, Desai P, e outros. 2006. Evidence that DNA (cytosine-5) methyltransferase regulates synaptic plasticity in the hippocampus. J Biol Chem 281:15763-73.

[19] . Nelson ED, Kavalali ET, Monteggia LM. 2008. Supressão dependente da atividade de miniaturas
neurotransmissão através da regulação da metilação do ADN. J Neurosci 28: 395-406.

[20] . Kangaspeska S, Stride B, Metivier R, Polycarpou-Schwarz M, Ibberson D, Carmouche RP, e outros. 2008.
Metilação cíclica transitória do ADN promotor. Natureza 452:112-5.

[21] . Ladd-Acosta C, Pevsner J, Sabunciyan S, Yolken RH, Webster MJ, Dinkins T, Callinan PA, Fan JB, Potash
JB, Feinberg AP. Assinaturas de metilação do ADN no cérebro humano. Am J Hum Genet 2007; 81:1304-15. **[PubMed: 17999367]**

[22] . Weber M, Hellmann I, Stadler MB, Ramos L, Paabo S, Rebhan M, Schubeler D. Distribuição,
Potencial de silenciamento e impacto evolutivo da metilação do DNA promotor no genoma humano. Nat Genet 2007; 39:457-66. **[PubMed: 17334365].**

[23] . Feng J, Fouse S, Fan G. Epigenetic regulation of neural gene expression and neuronal function. Pediatr Res
2007; 61:58R-63R.

[24] . Chahrour M, Jung SY, Shaw C, Zhou X, Wong ST, Qin J, Zoghbi HY. MeCP2, um contribuinte chave para
doença neurológica, ativa e reprime a transcrição. Science 2008; 320:1224-9. **[PubMed: 18511691].**

[25] . Kondo T. Epigenetic alchemy for cell fate conversion (Alquimia epigenética para conversão do destino celular). Curr Opin Genet Dev 2006; 16:502-7. **[PubMed: 16844365].**

[26] . Steegers-Theunissen RP, Boers GH, Trijbels FJ, Finkelstein JD, Blom HJ, Thomas CM *et al.* (1994). Maternal
hiperhomocisteinemia: um fator de risco para defeitos do tubo neural? *Metabolismo* **43**: 1475-1480.

[27] . Daly LE, Kirke PN, Molloy A, Weir DG, Scott JM (1995). Níveis de folato e defeitos do tubo neural. Implicações
para a prevenção. *JAMA* **274**: 1698-1702.

[28] . Jensen KP, Ryde U (2003). Conversão da homocisteína em metionina pela metionina sintase: uma densidade
estudo funcional. *J Am Chem Soc* **125**: 13970-13971.

[29] . Kruman II, Kumaravel TS, Lohani A, PedersenWA, Cutler RG, Kruman Y *et al.* (2002). Deficiência de ácido fólico
e a homocisteína prejudicam a reparação do ADN nos neurónios do hipocampo e sensibilizam-nos para a toxicidade amiloide em modelos experimentais da doença de Alzheimer. *JNeurosci* **22**: 1752-1762 .

[30] . Seshadri S, Beiser A, Selhub J, Jacques PF, Rosenberg IH, D'Agostino RB *et al.* (2002). Plasma homocysteine
como fator de risco para a demência e a doença de Alzheimer. *N Engl J Med* **346**: 476-483.

[31] . Shea TB, Rogers E (2002). Folate quenches oxidative damage in brains of apolipoprotein E-deficient mice:
aumentada pela vitamina E. *Brain Res Mol Brain Res* **108**: 16.

[32] . Jones PA, Taylor SM, Wilson VL (1983). Inibição da metilação do ADN pela 5-azacitidina. *Resultados recentes*
Cancer Res **84**: 202-211.

[33] . Juttermann R, Li E, Jaenisch R (1994)

[34] . Ley TJ, Anagnou NP, Noguchi CT, Schechter AN, DeSimone J, Heller P *et al.* (1983). Metilação do ADN e
expressão do gene da globina em pacientes tratados com 5-azacitidina. *Prog Clin Biol Res* **134**: 457- 474.

[35] . Escher G, Hoang A, Georges S, Tchoua U, El-Osta A, Krozowski Z *et al.* (2005). Desmetilação utilizando o

modificador epigenético, 5-azacitidina, aumenta a eficiência da transfecção transiente de macrófagos. *J LipidRes46:356-365.*

[36] . Varier, R.A. e Timmers, H.T.Histone lysine methylation and demethylation pathways in cancer. *Biochimica*
et Biophysica Acta1815:75-89, 2011. **(PMid: 20951770).**

[37] . Martin C, Zhang Y. As diversas funções da metilação da histona lisina. Nat. Rev. Mol. Cell Biol. 6, 838-849
(2005).

[38] . Sims RJ 3rd, Nishioka K, Reinberg D. Histone lysine methylation: a signature for chromatin function. Tendências
Genet. 19, 629-639 (2003).

[39] . Akbarian S, Huang HS. Epigenetic regulation in human brain-focus on histone lysine methylation. Biol.
Psychiatry 65, 198-203 (2009).

[40] . Cheng X, Blumenthal RM. 2010. Controlo coordenado da cromatina: ligação estrutural e funcional do ADN
e metilação de histonas. Biochemistry 49:2999-3008).

[41] . Bagot RC, Meaney MJ. Epigenética e a base biológica das interações gene x ambiente. J. Am. Acad.
Child Adolesc. Psychiatry 49, 752-771 (2010).

[42] . Henckel A, Nakabayashi K, Sanz LA, Feil R, Hata K, e Arnaud P. A metilação da histona é mecanicamente
ligado à metilação do ADN nas regiões de controlo do imprinting nos mamíferos. *Hum. Mol. Genet.* 18, 3375-3383 (2009).

[43] . Jones PL, Veenstra GJ, Wade PA *et al.* Methylated DNA and MeCP2 recruit histone deacetylase to repress transcription. *Nat. Genet.* 19, 187-191 (1998).

[44] . Peters AH, Schubeler D. Methylation of histones: playing memory with DNA. *Curr. Opin. Cell Biol.* 17, 230
238 (2005).

[45] . Ng SS, Yue WW, Oppermann U, Klose RJ. Metilação dinâmica de proteínas na biologia da cromatina. *Cell Mol. Vida*
Sci. 66(3), 407-422 (2009)

[46] . Alarcon JM, Malleret G, Touzani K et al. A acetilação da cromatina, a memória e a LTP são afectadas em CBP+/-

ratinhos: um modelo para o défice cognitivo da síndrome de Rubinstein-Taybi e para a sua melhoria. Neuron 42, 947959 (2004).

[47] . Wood MA, Hawk JD, Abel T. Combinatorial chromatin modifications and memory storage: a code for

memória? Learn Mem. 13, 241-244 (2006)

[48] . Shahbazian, M.d., e Grunstein, M. Functions of site-specific histone acetylation and deacetylation. *Anual*

Review of Biochemistry76:75-100, 2007. **(PMid: 17362198).**

[49] . N. Avvakumov & J. Cote; Funções das histonas acetiltransferases da família myst e sua relação com a doença:

Subcell Biochem. **41,** 295 (2007)

[50] . M. W. Vetting, et al.; Structure and functions of the GNAT superfamily of acetyltransferases: Arch Biochem

Biophys **433,** 212 (2005)

[51] . H. Chen, et al.; O coactivador de receptores **nucleares** ACTR é uma nova histona acetiltransferase e forma uma estrutura multimérica

complexo de ativação com P/CAF e CBP/p300: Cell **90,** 569 (1997).

[52] . T. E. Spencer, et al.; Steroid recetor coactivator-1 is a histone acetyltransferase: Nature **389,** 194 (1997)

[53]   . E. L. Dunphy, et al.; Requirement for TAF (II) 250 acetyltransferase activity in cell cycle progression: Mol.

Cell Biol. **20,** 1134 (2000).

[54] . S. Ait-Si-Ali, et al. A atividade da histona acetil-transferase é importante para a transição G1/S; CBP/p300,Oncogene

19, 2430 (2000).

[55] . Zhang, k., e Dent, s.y. Histone modifying enzymes andcancer: going beyond histones. *Journal of Cellular*

Biochemistry 96:1137-1148, 2005. **(PMid: 16173079).**

[56] . Haberland, M.; Montgo Mery, r.l.; e Olson, e.n. The many roles of histone deacetylases in development and

fisiologia: implicações para a doença e a terapia. *Nature Reviews. Genetics10:32-42,* 2009. **(PMid: 19065135).**

[57] . Lane, A.A., e Chabner, B. A.histone deacetylase inhibitors in cancer therapy. *Jornal de Oncologia Clínica*

27:5459-5468, 2009. (**PMid: 19826124**).

[58] . renThal, W., and nesTler, e.J. histone acetylation in drug addiction. *Seminars in Cell & Developemental*
Biology*20*(4):387-394, *2009a*. (**PMid: 19560043**).

[59] . PasCual, M.; doCouTo, B.r.; alFonso-loeChes, s.; eTal.Alterações na acetilação de histonas no sistema pré-frontal
cortexof ethanol-exposed adolescent rats are associated withethanol-induced place conditioning. *Neuropharmacology62(7):2309-2319,* 2012. (**PMid: 22349397**).

[60] . Lubin FD, Roth TL, Sweatt JD. Regulação epigenética da transcrição do gene *BDNF* na consolidação do medo
memória. *J. Neurosci.* 28, 10576-10586 (2008).

[61] . Lonze BE, Ginty DD. Função e regulação dos factores de transcrição da família CREB no sistema nervoso.
Neurónio 35, 605-623 (2002).

[62] . Koshibu K, Graff J, Beullens M *et al.* Protein phosphatase 1 regulates the histone code for long-term memory.
J. Neurosci. 29, 13079-13089 (2009).

[63] . Guan JS, Haggarty SJ, Giacometti E et al. O HDAC2 regula negativamente a formação da memória e a atividade sináptica
plasticidade. Nature 459, 55-60 (2009).

[64] . Broide RS, Redwine JM, Aftahi N, Young W, Bloom FE, Winrow CJ. Distribuição das histonas desacetilases 1 -
11 no cérebro do rato. *J. Mol. Neurosci.* 31, 47-58 (2007).

[65] . de Ruijter AJ, van Gennip AH, Caron HN, Kemp S, van Kuilenburg AB. Histone deacetylases (HDACs):
caraterização da família HDAC clássica. *Biochem. J.* 370, 737-749 (2003).

[66] . McQuown SC, Barrett RM, Matheos DP *et al.* HDAC3 é um regulador negativo crítico da memória de longo prazo
formação. *J. Neurosci.* 31, 764-774 (2011)

[67] . Koshibu K, Graff J, Mansuy IM. Proteína nuclear fosfatase-1: um regulador epigenético da memória do medo e
potenciação a longo prazo da amígdala. Neuroscience 173, 30-36 (2010)

[68] . lee, K.K., e WorkMan, J.l.histone acetyltransferasecomplexes: one size doesn't fit all. *Nature Reviews.Molecular Cell Biology8*:284-295, 2007. (**PMid: 173801621**).

[69] . Abel T, Zukin RS (2008). Alvos epigenéticos da inibição da HDAC em doenças neurodegenerativas e psiquiátricas
perturbações. *Curr Opin Pharmacol* **8**: 57-64.

[70] . Lagace DC, O'Brien WT, Gurvich N, Nachtigal MW, Klein PS (2004). Valproic acid: how it works. Ou não.

Clin Neur Res **4** (3-4 SPEC. ISS.): 215-225.

[71] . Gottlicher M, Minucci S, Zhu P, Kramer OH, Schimpf A, Giavara S *et al.* (2001). O ácido valpróico define um
nova classe de inibidores de HDAC que induzem a diferenciação de células transformadas. *EMBO J* **20**: 6969- 6978.

[72] . Dragunow M, Greenwood JM, Cameron RE, Narayan PJ, O'Carroll SJ, Pearson AG *et al.* (2006). Valproic
induz a apoptose mediada pela caspase 3 em células microgliais. *Neuroscience* **140**: 1149-1156.

[73] . Chen PS, Peng GS, Li G, Yang S, Wu X, Wang CC *et al.* (2006). O valproato protege os neurónios dopaminérgicos em
culturas de neurónios/glia do mesencéfalo, estimulando a libertação de factores neurotróficos dos astrócitos. *Mol Psychiatry* **11**: 1116-1125.

[74] . Detich N, Bovenzi V, Szyf M (2003). O valproato induz a desmetilação ativa do ADN independente da replicação. *J*
Biol Chem **278**: 27586- 27592.

[75] . Levenson JM, O'Riordan KJ, Brown KD, Trinh MA, Molfese DL, Sweatt JD. Regulation of histone acetylation during memory formation in the hippocampus (Regulação da acetilação de histonas durante a formação da memória no hipocampo). J. Biol. Chem. 279, 40545-40559 (2004),

[76] . Levenson JM, Sweatt JD. Mecanismos epigenéticos: um tema comum na memória de vertebrados e invertebrados
formação. Cell Mol. Life Sci. 63, 1009-1016 (2006)

[77] . Taverna SD, Li H, Ruthenburg AJ, Allis CD, Patel DJ. How chromatin-binding modules interpret histone modifications: lessons from professional pocket pickers. Nat Struct Mol Biol 2007; 14:1025-40; **PMID:17984965;** http://dx.doi.org/10.1038/nsmb1338,

[78] . Yun M, Wu J, Workman JL, Li B. Leitores de modificações de histonas. Cell Res 2011; 21:564-78;
PMID:21423274; http://dx.doi.org/10.1038/cr.2011.42.

[79] . Shroff R, Arbel-Eden A, Pilch D, Ira G, Bonner WM, Petrini JH, et al. Distribuição e dinâmica da cromatina
modificação induzida por uma quebra definida da dupla cadeia de ADN. Curr Biol 2004; 14:1703-11; **PMID:15458641;** http://dx.doi.org/10.1016Zj.cub.2004.09.047.

[80] . Nowak SJ, Corces VG. Fosforilação da histona H3: um ato de equilíbrio entre a condensação cromossómica e a
ativação transcricional. Trends Genet. 2004; 20(4):214-220. **[PubMed: 15041176]**

[81] . Stipanovich A, Valjent E, Matamales M, et al. Uma cascata de fosfatases através da qual os estímulos gratificantes controlam a resposta nucleossómica. Nature. 2008; 453(7197):879-884. **[PubMed: 18496528]**

[82] . Downs JA, Lowndes NF, Jackson SP. Um papel para a histona H2A de Saccharomyces cerevisiae na reparação do ADN.
Nature 2000; 408:1001-4; **PMID:**11140636; http:// dx.doi.org/10.1038/35050000.

[83] . Redon C, Pilch DR, Rogakou EP, Orr AH, Lowndes NF, Bonner WM. A serina 129 da histona 2A da levedura é essencial
para a reparação eficiente de danos no ADN sem ponto de controlo. EMBO Rep 2003; 4:678-84; **PMID:12792653;** <http://dx.doi.org/10.1038/sj.embor. embor871>.

[84] . Fernandez-Capetillo O, Lee A, Nussenzweig M, Nussenzweig A. H2AX: the histone guardian of the genome.
DNA Repair (Amst) 2004; 3:959- 67; **PMID:15279782;** http://dx.doi.org/10.1016/j. dnarep.2004.03.024)

[85] . Downs JA, Allard S, Jobin-Robitaille O, Javaheri A, Auger A, Bouchard N, et al. Ligação de
actividades modificadoras da cromatina para a histona H2A fosforilada em locais de danos no ADN. Mol Cell 2004; 16:97990; **PMID:15610740;** <http://dx.doi.org/10.1016/j.molcel. 2004.12.003>.

[86] . Bird AW, Yu DY, Pray-Grant MG, Qiu Q, Harmon KE, Megee PC, et al. A acetilação da histona H4 por Esa1 é necessária para a reparação de quebras de cadeia dupla de ADN. Nature 2002; 419:411-5; **PMID:12353039;** http:// dx.doi.org/10.1038/nature01035.

[87] . Javaheri A, Wysocki R, Jobin-Robitaille O, Altaf M, Cote J, Kron SJ. Ponto de controlo de danos no ADN G1 da levedura
a regulação por fosforilação de H2A é independente da remodelação da cromatina. Proc Natl Acad Sci U S A 2006; 103:13771-6; **PMID:**16940359; http://dx.doi.org/10.1073/pnas.0511192103.

[88] . Hammet A, Magill C, Heierhorst J, Jackson SP. Interação do domínio BRCT de Rad9

com H2AX fosforilado
regula o ponto de controlo G1 na levedura em crescimento. EMBO Rep 2007; 8:851-7; **PMID:17721446;** http://dx.doi.org/10.1038/sj.embor.7401036,

[89] . Wysocki R, Javaheri A, Allard S, Sha F, Cote J, Kron SJ. Papel da metilação da histona H3 dependente de Dot1 em
Funções de controlo de danos no ADN das fases G1 e S de Rad9. Mol Cell Biol 2005; 25:8430-43; **PMID:16166626;** http://dx.doi.org/10.1128/MCB.25.19.8430-8443.2005).

[90] . van Attikum H, Gasser SM. O código das histonas nas quebras de ADN: um guia para a reparação? Nat Rev Mol Cell Biol 2005;
6:757-65; **PMID:**16167054; http://dx.doi. org/10.1038/nrm1737.

[91] . Vidanes GM, Bonilla CY, Toczyski DP. Caudas complicadas: modificações de histonas e o dano ao DNA
resposta. Cell 2005; 121:973-6; **PMID:15989948;** http://dx.doi.org/10.1016/j.cell.2005.06.013,

[92] . Karagiannis TC, El-Osta A. Chromatin modifications and DNA double-strand breaks: the current state of play.
Leukemia 2007; 21:195-200; **PMID:17151702;** http://dx.doi.org/10.1038/sj.leu.2404478.

[93] . Shroff R, Arbel-Eden A, Pilch D, Ira G, Bonner WM, Petrini JH, et al. Distribuição e dinâmica de
modificação da cromatina induzida por uma quebra definida da dupla cadeia de ADN. Curr Biol 2004; 14:1703-11; **PMID:15458641;** http://dx.doi.org/10.1016/j.cub.2004.09.047.

[94] . Morrison AJ, Highland J, Krogan NJ, Arbel-Eden A, Greenblatt JF, Haber JE, et al. INO80 e gama-
A interação H2AX liga a remodelação da cromatina dependente de ATP à reparação de danos no ADN. Cell 2004; 119:767-75; **PMID:15607974;** http://dx.doi.org/10.1016/j.cell.2004.11.037

[95] . van Attikum H, Fritsch O, Hohn B, Gasser SM. Recrutamento do complexo INO80 por fosforilação de H2A
liga a remodelação da cromatina dependente de ATP à reparação de quebras de cadeia dupla do ADN. Cell 2004; 119:777-88; **PMID:15607975;** http://dx.doi.org/10.1016/j.cell.2004.11.033.

[96] . Papamichos-Chronakis M, Krebs JE, Peterson CL. Interação entre a remodelação da cromatina por Ino80 e Swr1
regula a adaptação do ponto de controlo do ciclo celular em resposta a danos no ADN. Genes Dev 2006; 20:2437 - 49; **PMID:**16951256; http://dx.doi.org/10.1101/gad.1440206.

[97] . Keogh MC, Kim JA, Downey M, Fillingham J, Chowdhury D, Harrison JC, et al. Um complexo de fosfatase que

dephosphorylates gammaH2AX regulates DNA damage checkpoint recovery. Nature 2006; 439:497-501; **PMID:**16299494; http://dx.doi.org/10.1038/nature04384.

[98] . Cook PJ, Ju BG, Telese F, Wang X, Glass CK, Rosenfeld MG. Desfosforilação da tirosina da H2AX

modula a apoptose e as decisões de sobrevivência. Nature 2009; 458:591-6; **PMID:19234442;**

http://dx.doi.org/10.1038/nature07849.

[99] . Cheung WL, Turner FB, Krishnamoorthy T, Wolner B, Ahn SH, Foley M, et al. Fosforilação da histona

H4 serina 1 durante danos no DNA requer caseína quinase II em S. cerevisiae. Curr Biol 2005; 15:656-60; **PMID:**15823538; http://dx.doi.org/10.1016/j.cub.2005.02.049.

[100]. Utley RT, Lacoste N, Jobin-Robitaille O, Allard S, Cote J. Regulação da atividade da histona acetiltransferase NuA4 na transcrição e reparação do ADN através da fosforilação da histona H4. Mol Cell Biol 2005; 25:8179-90; **PMID:16135807;** http://dx.doi.org/10.1128/MCB.25.18.8179-8190.2005.

[101] . Lau AT, Lee SY, Xu YM, Zheng D, Cho YY, Zhu F, et al. A fosforilação da serina 32 da histona H2B é

ligado à transformação celular. J Biol Chem 2011; 286:26628-37; **PMID:21646345;** http://dx.doi.org/10.1074/jbc.M110.215590.

[102]. Chadee DN, Hendzel MJ, Tylipski CP, Allis CD, Bazett-Jones DP, Wright JA, et al. Aumento da fosforilação Ser-10 da histona H3 em fibroblastos de ratinho estimulados por mitogénios e transformados por oncogénios. J Biol Chem 1999; 274:24914-20; **PMID:**10455166; http://dx.doi.org/10.1074/jbc.274.35.24914.

[103]. Choi HS, Choi BY, Cho YY, Mizuno H, Kang BS, Bode AM, et al. A fosforilação da histona H3 na serina 10 é indispensável para a transformação de células neoplásicas. Cancer Res 2005; 65:5818-27; PMID:15994958; http://dx.doi.org/10.1158/0008-5472.CAN-05-0197.

[104]. Shimada M, Niida H, Zineldeen DH, Tagami H, Tanaka M, Saito H, et al. Chk1 é uma histona H3 treonina 11 quinase que regula a repressão transcricional induzida por danos no ADN. Cell 2008; 132:221-32; **PMID:18243098;** http://dx.doi.org/10.1016Zj. cell.2007.12.013.

[105]. Cheung P, Tanner KG, Cheung WL, Sassone-Corsi P, Denu JM, Allis CD. Acoplamento sinérgico da fosforilação e acetilação da histona H3 em resposta à estimulação do fator de crescimento epidérmico. Mol Cell 2000; 5:905-15; **PMID:**10911985;

http://dx.doi.org/10.1016/S1097-2765(00)80256-7.

[106]. Clayton AL, Rose S, Barratt MJ, Mahadevan LC. Fosfoacetilação da histona H3 em nucleossomas associados a c-fos e c- junas na ativação de genes. EMBOJ 2000; 19:3714-26; **PMID:10899125;** http://dx.doi.org/10.1093/emboj/19.14.3714).

[107]. Lo WS, Trievel RC, Rojas JR, Duggan L, Hsu JY, Allis CD, et al. A fosforilação da serina 10 na histona H3 está funcionalmente ligada in vitro e in vivo à acetilação mediada por Gcn5 na lisina 14. Mol Cell 2000; 5:917-26; **PMID:10911986;** http://dx.doi.org/10.1016/S1097-2765(00)80257-9.

[108]. Clements A, Poux AN, Lo WS, Pillus L, Berger SL, Marmorstein R. Base estrutural para a ligação de histonas e fosfo-histonas pela histona acetiltransferase GCN5. Mol Cell 2003; 12:461-73; **PMID:14536085;** http://dx.doi.org/10.1016/S1097-2765(03)00288-0.

[109] . Zhong S, Goto H, Inagaki M, Dong Z. Fosforilação na serina 28 e acetilação na lisina 9 da histona H3
induzida pela tricostatina A. Oncogene 2003; 22:5291-7; **PMID:**12917630; http://dx.doi.org/10.1038/sj.onc.1206507.

[110]. Lo WS, Duggan L, Emre NC, Belotserkovskya R, Lane WS, Shiekhattar R, et al. Snf1-a histona quinase que funciona em conjunto com a histona acetiltransferase Gcn5 para regular a transcrição. Science 2001; 293:1142-6; **PMID:11498592;** http://dx.doi.org/10.1126/science.1062322.

[111]. Metzger E, Yin N, Wissmann M, Kunowska N, Fischer K, Friedrichs N, et al. A fosforilação da histona H3 na treonina 11 estabelece uma nova marca de cromatina para a regulação da transcrição. Nat Cell Biol 2008; 10:53 - 60; **PMID:18066052;** http://dx.doi.org/10.1038/ncb1668,

[112]. Shimada M, Niida H, Zineldeen DH, Tagami H, Tanaka M, Saito H, et al. Chk1 é uma histona H3 treonina 11 quinase que regula a repressão transcricional induzida por danos no ADN. Cell 2008; 132:221-32; **PMID:18243098;** http://dx.doi.org/10.1016/j.cell.2007.12.013.

[113]. Metzger E, Imhof A, Patel D, Kahl P, Hoffmeyer K, Friedrichs N, et al. A fosforilação da histona H3T6 pela PKCbeta(I) controla a desmetilação da histona H3K4. Nature 2010; 464:792-6; **PMID:20228790;** http://dx.doi.org/10.1038/nature08839.

[114]. Lau PN, Cheung P. A via do código de histonas que envolve a fosforilação de H3 S28 e a acetilação de K27 ativa a transcrição e antagoniza o silenciamento de polycomb. Proc Natl Acad Sci U S A 2011; 108:2801-6; **PMID:21282660;** http://dx.doi.org/10.1073/ pnas.1012798108.

[115]. Gehani SS, Agrawal-Singh S, Dietrich N, Christophersen NS, Helin K, Hansen K.

Deslocação da proteína do grupo Polycomb e ativação de genes através da fosforilação H3K27me3S28 dependente de MSK. Mol Cell 2010; 39:886-900; **PMID:20864036;** http://dx.doi.org/10.1016/j.molcel.2010.08.020.

[116] . Lau AT, Lee SY, Xu YM, Zheng D, Cho YY, Zhu F, et al. A fosforilação da serina 32 da histona H2B é
ligado à transformação celular. J Biol Chem 2011; 286:26628-37; **PMID:21646345;** http://dx.doi.org/10.1074/jbc. M110.215590.

[117]. Cho YY, Yao K, Pugliese A, Malakhova ML, Bode AM, Dong Z. Um mecanismo regulador da atividade da quinase terminal RSK2 NH(2). Cancer Res 2009; 69:4398-406; **PMID:19435896;** http://dx.doi.org/10.1158/0008- 5472.CAN-08-4959.

[118]. Zhong SP, Ma WY, Dong Z. As ERKs e as p38 kinases medeiam a fosforilação da histona H3 na serina 10 induzida por ultravioleta B. J Biol Chem 2000; 275:20980-4; **PMID:**10806218; http://dx.doi.org/10.1074/jbc. M909934199.

[119]. He Z, Cho YY, Ma WY, Choi HS, Bode AM, Dong Z. Regulação da fosforilação da histona H3 na serina 10 induzida por ultravioleta B pela quinase Fyn. J Biol Chem 2005; 280:2446-54; **PMID:15537652;** http://dx.doi.org/10.1074/jbc.M402053200.

[120]. Choi HS, Choi BY, Cho YY, Zhu F, Bode AM, Dong Z. Fosforilação de Ser28 na histona H3 mediada pela proteína tripla quinase alfa activada por mitogénio semelhante à linhagem mista. J Biol Chem 2005; 280:13545-53; **PMID:15684425;** <http://dx.doi.org/10.1074/jbc. M410521200>.

[121]. Zhong S, Zhang Y, Jansen C, Goto H, Inagaki M, Dong Z. As MAP quinases medeiam a fosforilação da histona H3 na serina 28 induzida por UVB. J Biol Chem 2001; 276:12932-7; **PMID:11278789;** http://dx.doi.org/10.1074/jbc.M010931200.

[122]. Zhong S, Jansen C, She QB, Goto H, Inagaki M, Bode AM, et al. A fosforilação da histona H3 na serina 28 induzida por ultravioleta B é mediada por MSK1. J Biol Chem 2001; 276:33213-9; **PMID:11441012;** http://dx.doi.org/10.1074/jbc.M103973200.

[123]. Bungard D, Fuerth BJ, Zeng PY, Faubert B, Maas NL, Viollet B, et al. A quinase de sinalização AMPK ativa a transcrição promovida pelo stress através da fosforilação da histona H2B. Science 2010; 329:1201-5; **PMID:20647423;** http://dx.doi.org/10.1126/science.1191241.

[124]. Mahajan K, Fang B, Koomen JM, Mahajan NP. A fosforilação de H2B Tyr37 suprime a expressão de genes de histonas centrais dependentes da replicação. Nat Struct Mol Biol 2012; 19:930-7; **PMID:22885324;** http://dx.doi.org/10.1038/nsmb.2356.

[125]. Cheung V, Chua G, Batada NN, Landry CR, Michnick SW, Hughes TR, et al. Os factores relacionados com a cromatina e a transcrição reprimem a transcrição nas regiões

codificadoras do genoma da Saccharomyces cerevisiae. PLoS Biol 2008; 6:e277; **PMID:**18998772; http://dx.doi.org/10.1371/journal.pbio.0060277.

[126]. Li B, Carey M, Workman JL. O papel da cromatina durante a transcrição. Cell 2007; 128:707-19; **PMID:17320508;** http://dx.doi.org/10.1016Zj. cell.2007.01.015.

[127]. Govin J, Schug J, Krishnamoorthy T, Dorsey J, Khochbin S, Berger SL. Mapeamento de todo o genoma da fosforilação da histona H4 serina-1 durante a esporulação em Saccharomyces cerevisiae. Nucleic Acids Res 2010; 38:4599-606; **PMID:20375100;** http://dx.doi.org/10.1093/nar/gkq218.

[128]. Pietersen AM, van Lohuizen M. Stem cell regulation by polycomb repressors: postponing commitment. Curr Opin Cell Biol 2008; 20:201-7; **PMID:18291635;** http://dx.doi.org/10.1016/j.ceb.2008.01.004.

[129] . Kang B, Pu M, Hu G, Wen W, Dong Z, Zhao K, et al. A fosforilação de H4 Ser 47 promove a HIRA-
montagem do nucleossoma mediada. Genes Dev 2011; 25:1359-64;**PMID**:21724829; http://dx.doi.org/10.1101/gad.2055511.

[130] . Deterding LJ, Bunger MK, Banks GC, Tomer KB, Archer TK. Alterações globais e caraterização de
locais específicos de fosforilação em isoformas de histona H1 de ratinho e humano após tratamento com inibidores de CDK utilizando espetrometria de massa. J Proteome Res 2008;7:2368-79;**PMID:18416567;**
http://dx.doi.org/10.1021/pr700790a.

[131]. Caterino TL, Hayes JJ. Estrutura do domínio C-terminal da H1 e função na condensação da cromatina. Biochem Cell Biol 2011; 89:35-44; **PMID:**21326361; http://dx.doi.org/10.1139/O10-024.

[132]. Dou Y, Mizzen CA, Abrams M, Allis CD, Gorovsky MA. A fosforilação da histona H1 de ligação regula a expressão genética in vivo, imitando a remoção da H1. Mol Cell 1999; 4:641-7; **PMID:10549296;** http://dx.doi.org/10.1016/S1097-2765(00)80215-4.

[133]. Wei Y, Mizzen CA, Cook RG, Gorovsky MA, Allis CD. A fosforilação da histona H3 na serina 10 está correlacionada com a condensação dos cromossomas durante a mitose e a meiose em Tetrahymena. Proc Natl Acad Sci USA 1998; 95:7480-4; **PMID:9636175;** http://dx.doi.org/10.1073/pnas.95.13.7480,

[134]. Sauve DM, Anderson HJ, Ray JM, James WM, Roberge M. Rearranjo induzido por fosforilação do domínio NH2-terminal da histona H3 durante a condensação do cromossoma mitótico. J Cell Biol1999; 145:225-35; **PMID:10209020;** http://dx.doi.org/10.1083/jcb.145.2.225.

[135]. de la Barre AE, Gerson V, Gout S, Creaven M, Allis CD, Dimitrov S. Core histone N-termini play an essential role in mitotic chromosome condensation. EMBO J 2000; 19:379-91; **PMID:10654937;** http://dx.doi.org/10.1093/emboj/19.3.379.

[136] . Wei Y, Yu L, Bowen J, Gorovsky MA, Allis CD. A fosforilação da histona H3 é necessária para uma
condensação e segregação dos cromossomas. Célula 1999; 97:99-109; **PMID:10199406;** http://dx.doi.org/10.1016/S0092-8674(00)80718-7.

[137] . Dunn KL, Davie JR. A estimulação da via Ras-MAPK leva à fosforilação independente da histona
H3 nas serinas 10 e 28. Oncogene 2005;24:3492-502; **PMID**:15735677; http://dx.doi.org/10.1038/sj.onc.1208521.

[138]. Dyson MH, Thomson S, Inagaki M, Goto H, Arthur SJ, Nightingale K, et al. Fosforilação mediada por MAP quinase de pools distintos de histona H3 em S10 ou S28 através de quinase 1/2 activada por mitogénio e stress. J Cell Sci 2005; 118:2247-59; **PMID:15870105;** http://dx.doi.org/10.1242/jcs.02373.

[139]. Hsu JY, Sun ZW, Li X, Reuben M, Tatchell K, Bishop DK, et al. A fosforilação mitótica da histona H3 é regulada pela quinase Ipl1/aurora e pela fosfatase Glc7/PP1 na levedura em brotamento e nos nemátodos. Cell 2000;
102:279-91; **PMID:**10975519; http://dx.doi. org/10.1016/S0092-8674(00)00034-9.

[140]. Gopalan G, Chan CS, Donovan PJ. Uma nova quinase associada ao fuso mitótico de mamíferos está relacionada com reguladores de segregação cromossómica de leveduras e moscas. J Cell Biol 1997; 138:643-56; **PMID:9245792;** <http://dx.doi.org/10.1083/jcb.138.3.643.

[141]. Bischoff JR, Anderson L, Zhu Y, Mossie K, Ng L, Souza B, et al. Um homólogo da aurora quinase de Drosophila é oncogénico e amplificado em cancros colorrectais humanos. EMBO J 1998; 17:3052-65; **PMID:9606188;** http://dx.doi.org/10.1093/emboj/17.11.3052.

[142]. Tatsuka M, Katayama H, Ota T, Tanaka T, Odashima S, Suzuki F, et al. Multinuclearidade e aumento da ploidia causados pela sobreexpressão da proteína cinase mitótica associada ao corpo médio, tipo aurora e Ipl1, em células cancerígenas humanas. Cancer Res 1998; 58:4811-6; **(PMID:9809983).**

[143]. Dai J, Sullivan BA, Higgins JM. Regulation of mitotic chromosome cohesion by Haspin and Aurora B. Dev Cell 2006; 11:741-50; **PMID:17084365;** http:// dx.doi.org/10.1016/j.devcel.2006.09.018.

[144]. Polioudaki H, Markaki Y, Kourmouli N, Dialynas G, Theodoropoulos PA, Singh PB, et

al. Mitotic phosphorylation of histone H3 at threonine 3. FEBS Lett 2004; 560:39-44; **PMID:14987995;** http://dx.doi. org/10.1016/S0014-5793(04)00060-2).

[145]. Yamagishi Y, Honda T, Tanno Y, Watanabe Y. Duas marcas de histonas estabelecem o centrómero interno e a bi-orientação dos cromossomas. Science 2010; 330:239- 43; **PMID:20929775;** http://dx.doi.org/10.1126/science.

[146]. Kelly AE, Ghenoiu C, Xue JZ, Zierhut C, Kimura H, Funabiki H. Survivin lê a histona H3 treonina 3 fosforilada para ativar a quinase mitótica Aurora B. Science 2010; 330:235-9; **PMID:20705815;** http://dx.doi.org/10.1126/science.1189505.

[147]. Wang F, Dai J, Daum JR, Niedzialkowska E, Banerjee B, Stukenberg PT, et al. A fosforilação da histona H3 Thr-3 por Haspin posiciona Aurora B nos centrómeros em mitose. Science 2010; 330:231-5; **PMID:20705812;** http://dx.doi.org/10.1126/science. 1189435.

[148]. Jeyaprakash AA, Basquin C, Jayachandran U, Conti E. Base estrutural para o reconhecimento da histona fosforilada h3 pela subunidade survivina do complexo cromossómico-transmissor. Structure 2011; 19:1625- 34; **PMID:**22032967; <http://dx.doi.org/10.1016Zj.

[149]. Ivanovska I, Khandan T, Ito T, Orr-Weaver TL. A histone code in meiose: the histone kinase, NHK- 1, is required for proper chromosomal architecture in Drosophila oocytes. Genes Dev 2005; 19:2571- 82; **PMID:16230526;** http://dx.doi.org/10.1101/ gad.1348905. 117.

[150]. Aihara H, Nakagawa T, Yasui K, Ohta T, Hirose S, Dhomae N, et al. A histona quinase-1 nucleossómica fosforila H2A Thr 119 durante a mitose no embrião inicial de Drosophila. Genes Dev 2004; 18:877- 88; **PMID:**15078818; http://dx.doi.org/10.1101/ gad. 1184604.

[151] . Dai J, Sultan S, Taylor SS, Higgins JM. A quinase haspin é necessária para a histona mitótica H3 Thr 3
fosforilação e alinhamento cromossómico metafásico normal.Genes Dev 2005; 19:472-88; **PMID:15681610;** http://dx.doi.org10.1101/gad.1267105.

[152]. Preuss U, Landsberg G, Scheidtmann KH. Nova fosforilação específica da mitose da histona H3 em Thr 11 mediada pela quinase Dlk/ZIP. Nucleic Acids Res 2003; 31:878-85; **PMID:12560483;** http://dx.doi. org/10.1093/nar/gkg176.

[153]. Houben A, Demidov D, Rutten T, Scheidtmann KH. Nova fosforilação da histona H3 na treonina 11 que se correlaciona temporalmente com a condensação de cromossomas mitóticos e meióticos em células vegetais. Cytogenet Genome Res 2005; 109:148-55; **PMID:**15753571; http://dx.doi.org/10.1159/000082394.

[154]. Govin J, Dorsey J, Gaucher J, Rousseaux S, Khochbin S, Berger SL. O rastreio sistemático revela novas dinâmicas funcionais das histonas H3 e H4 durante a gametogénese. Genes Dev 2010; 24:1772-86; **PMID:20713519;** http://dx.doi.org/10.1101/gad.1954910.

[155]. Ahn SH, Henderson KA, Keeney S, Allis CD. A fosforilação de H2B (Ser10) é induzida durante a apoptose e a meiose em S. cerevisiae. Cell Cycle 2005; 4:780-3; **PMID:**15970663; http://dx.doi.org/10.4161/ cc.4.6.1745.

[156]. Krishnamoorthy T, Chen X, Govin J, Cheung WL, Dorsey J, Schindler K, et al. A fosforilação da histona H4 Ser1 regula a esporulação na levedura e é conservada na espermatogénese da mosca e do rato. Genes Dev 2006; 20:2580-92; **PMID:**16980586; http://dx.doi. org/10.1101/gad.1457006.

[157]. Govin J, Schug J, Krishnamoorthy T, Dorsey J, Khochbin S, Berger SL. Mapeamento de todo o genoma da fosforilação da histona H4 serina-1 durante a esporulação em Saccharomyces cerevisiae. Nucleic Acids Res 2010; 38:4599-606; **PMID:**20375100; http://dx.doi. org/10.1093/nar/gkq218.

[158]. Hershko, A., Ciechanove, A. e Varshavsky, A. (2000). The Ubiquitin System, Nature Medicine, 6, 10731081

[159]. Carlson, N. e Rechsteiner, M. (1987). Microinjecção de ubiquitina: distribuição intracelular e metabolismo em células Hella mantidas em condições fisiológicas normais. J. of Cell Biolology, 104, 537-546,

[160]. Daino, H., Matsumura, I., Takada, K., Odajima, J., Tanaka, H., Ueda, Sh., Shibauama, H., Ikeda, H., Hibi, M., Machii, T., Hirano, T. e Kanakura, Y. (2000). Induction of apoptosis by Extracellular Ubiquitin in Human Haematopoietic Cells. Blood, 95, 8, 2577-2585.

[161]. Shibayama, H., Machi, T., Tokumine , Y. e Kitani, T. (1997). Estabelecimento de uma nova linha celular a partir de um doente com leucemia de células pilosas - variante japonesa. Leuk Lymphoma, 25 (3-4), 373-380).

[162]. Burger, A. M. e Seth, A. K. (2004). A Via de Degradação de Proteínas Mediada pela Ubiquitina no Cancro: Therapeutic Implications. European J. of Cancer, 40, 2217-2229.

[163]. Ciechanover, A. (1998). The Ubiquitin-proteasome Pathway: on Protein Death and Cell Life. The EMBO Journal, 17, 24, 7151-7160.

[164]. Strand, P., Stampner, C., Zatloukal, K. e Denk, H. (2008). Citoesqueleto de filamentos intermediários do fígado na saúde e na doença. Histochem. Biologia Celular, 129, 735-749.

[165]. Dabn, L. C. (2006). Use of Cultured Cells to Study Alcohol Metabolism (Utilização de Células Cultivadas para Estudar o Metabolismo do Álcool). J.Alcohol Research and Health, 29, 291-295.

[166]. Donohue, T. M. e Osna, N. A. (2003). Sistemas fotolíticos intracelulares na lesão tecidular induzida pelo álcool. Alcohol Research and Health, **27**, 317-324.

[167]. Fernandes, R., Ramalho, J. e Pereira, P. (2006). O stress oxidativo regula positivamente a UPP nas células endoteliais da retina. J.Molecular Vision, 12, 1526-32.

[168]. Bradley, K.C. and R. L. Meisel, sexual behaviour inductio of c-Fos in the nucleus accumbens and amphetamine-stimulated locomotor activity are sensitized by previous sexual experience in female Syrian

hamsters. J Neurosci, 2001. 21(6): p. 2123-30.

[169]. Di Chiara, G., et al., Dopamine and drug addiction: the nucleus accumbens shell connection Neuropharmacology, 2004. 47 Suppl 1: p. 227-41.

[170]. Hernandez, L. And B.G. Hoebel, Food reward and cocaine increase extracellular dopamine in thenucleus accumbens as measured by microdialysis. Life Sci, 1988. 42(18): p. 1705-12.

[171] . Mobbs, D., et al., Humour modulates the mesolimbic reward centres. Neuron, 2003. 40(5): p. 1041-8.

[172]. Jentsch, J.D. e J.R. Taylor, Impulsivity resulting from frontostriatal dysfunction i drug abuse: implications for the control of behavior by reward-related stimuli. Psychopharmacology (Berl), 1999. 146(4): p. 373-90.

[173]. Bush, G., et al., Dorsal anterior cingulate cortex: a role in reward-based decision making. Proc atl Acad Sci U S A, 2002. 99(1) : p. 523-8.

[174]. Joyce, E.M. e T.w. Robbins, Frontal lobe functio in Korsakoff and on- Korsakoff alcoholics: planning and spatial working mem-ory.

[175]. Hildebrant, H., et al., Conditional responding is impaired in chronic alcoholics. J Clin Exp Neuropsychol, 2006. 28(5): p. 631-45.

[176]. Finn, P.R., et al., Working memory, executive processes and the effect of alcohol on Go/No-Go learning: testing a model of behavioral regulation and impulsivity. Psychopharmacology (Berl), 1999. 146(4): p. 465-72.

[177]. Brokate, et al., Frotal lobe dysfunction inKorsakoff's syndrome and chronic alcoholism: continuity or discontinuity? Neuropsicologia 17(3): p. 420-8.

[178]. Hildebrant, H., et al., Respose shifting and inhibition, but not working memory, are

impaired after long-term heavy alcohol consumption. Neuropsychology, 2004. 18(2) : p. 203-11.

[179]. Vogel-Sprott, M., et al., Alcohol and behavioral control: cognitive and neural mechanism. Alcohol Clin Exp Res, 2001. 25(1): p. 117-21.

[180]. Bechara, A. And H. Damasio, Decision-making linked to a dysfunctional ventromedial prefrontal cortex, revealed in alcohol and stimulant abusers. Neuropsicologia, 2001. 39(4): p. 376-89.

[181]. Bechara, A. And H. Damasio, Decision-making and addiction (part 1): impaired activation of somatic states in substance dependent individuals when pondering decisions with negative future consequences. Neuropsicologia, 2002. 40(10): p. 1675-89.

[182]. Petry, .M., Pathological gamblers, with and without substance used disorder, discount delayed rewards at high rates. J Abnorm Psychol, 2001. 110(3): p. 482-7.

[183]. Fein, G., et al., Brain atrophy in Long-termabstinent alcoholics who demonstrate impairment on a stimulatedgambling task. Neuroimage, 2006. 32(3): p. 1465-71.

[184]. Clark, L., R. Cools, e T.W. Robbins, The neuropsychology of ventral prefrotal cortex: decision-making and reversal learning. Brain Cogn, 2004. 55(1): p. 41-53.

[185]. Bechara, A., et al., Insensibilidade a consequências futuras após danos no córtex pré-frontal humano. Cognition, 1994. 50(1-3): p. 7-15r.

[186]. Freund, G. And K.J. Anderson, Glutamate receptors in the frontal cortex of Alcoholics. Alcohol Clin Exp Res, 1996. 20(7): p. 1165-72.

[187]. Hoffman, P.L. e B. Tabakoff, The role of the NMDA recetor in ethanol withdrawl. Exs, 1994. 71: p. 6170.

[188]. Jasmin, L., M.V. Wu, and P.T. Ohara, GABA puts a stop to pain. Curr Drug Targets CNS Neurol Disord, 2004. 3(6) : p. 487-505.

[189]. Nagy, J., The NR2 subtype of NMDA recetor:a potential target for the treatment of alcohol dependence. Curr Drug Targets CNS Neurol Disord, 2004. 3(3): p. 169-79.

[190]. Caine, D., et al., Operational criteria for the classification of chronic alcoholics: identificationof Wernicke's encephalopathy. J Nrurol Neurosurg Psychiatry, 1997. 62(1): p. 51-60.

[191]. Langlais, P.J., S.X. zhang, e L.M. savage, Neuropathology of thiamine deficiency: an update on the comparative analysis of human disorders and experimental models. Metab Brain Dis, 1996. 11(1): p. 19-37.

[192]. Tarter, R.E. e A.I. Alterman, Neuropsychological deficits in alcoholics: etiological considerations. J Stud Alcohol, 1984. 45(1): p. 1-9.

[193]. Flatscher-Bader, T., et al., Alcohol responsive genes in the frontal cortex and nucleus accumbens of humanalcoholics. J Neurochem, 2005. 93(2): p. 359-70.

[194]. Liu, J., et al., Gene expression profiling of individual cases reveals consistent transcriptioal changes i alcoholic human brain. J Neurochem, 2004. 90(5): p. 1050-8.

[195]. Mayfield, R.D., et al., patterns of gene expression are altered in frontal and motor cortices of human alcoholics. J Neurochem, 2002. 81(4): p. 802-13.

[196]. Lewohl, J.M., et al., Gene expression in human alcoholism: micro-array analysis of frontal cortex. Alcohol Clen Exp Res, 2000. 24(12): p 1873-82.

[197]. Iwamoto, K., et al., expressão diminuída de NEFH e PCP4/PEP19 no córtex pré-frontal de alcoólicos. Neurosci Res, 2004. 49(4): p. 379-85.

[198]. Connor PD, Sampson PD, Bookstein FL, Barr HM, Streissguth AP. Diret and indirect effects of prenatal alcohol damage on executive function. Dev Neuropsychol. 2000; 18:331-354. [PubMed: 11385829]

[199]. Driscoll CD, Streissguth AP, Riley EP. Prenatal alcohol exposure: comparability of effects on humans and animal models. Neurotoxicol Teratol. 1990; 12:231-238. [PubMed: 2196422], 1990.

[200]. Kodituwakku PW, Kalberg W, May PA. The effects of prenatal alcohol exposure on executive functioning (Os efeitos da exposição pré-natal ao álcool no funcionamento executivo). Alcohol Res Health. 2001; 25:192-198. [PubMed: 11810957]

[201] . Reik, W. e W. Dea, Back to the begining. Nature, 2002. 420(6912): p. 127.

[202]. Bayer SA, Altman J, Russo RJ, Zhang X. Cronogramas de neurogénese no cérebro humano baseados em padrões determinados experimentalmente no rato. Neurotoxicology. 1993; 14:83-144. **[PubMed: 8361683]**

[203]. Kaminen-Ahola N, Ahola A, Maga M, Mallitt K-A, Fahey P, Cox TC, Whitelaw E, Chong S. O consumo materno de etanol altera o epigenótipo e o fenótipo da descendência num modelo de rato. PLoS Genet. 2010; 6:e1000811. **[PubMed: 20084100]**

[204]. Ouko LA, Shantikumar K, Knezovich J, Haycock P, Schnugh DJ, Ramsay M. Effect of alcohol consumption on CpG methylation in the differentially methylated regions of H19 and IG-DMR in male gametes: implications for fetal alcohol spectrum disorders. Alcohol. Clin. Exp. Res. 2009; 33:1615-1627. **[PubMed: 19519716]**

[205]. Bleich S, et al. A hipermetilação epigenética do ADN do promotor do gene HERP induz

uma regulação negativa da sua expressão de ARNm em doentes com dependência de álcool. Alcohol. Clin. Exp. Res. 2006; 30:587-591. **[PubMed: 16573575]**

[206]. Heberlein A, et al. Epigenetic down regulation of nerve growth fator during alcohol withdrawal. Addict. Biol. 2011 Mar 11.

[207]. Hillemacher T, Frieling H, Hartl T, Wilhelm J, Kornhuber J, Bleich S. A metilação específica do promotor do gene do transportador de dopamina está alterada na dependência do álcool e associada ao desejo. J. Psychiatr. Res. 2009; 43:388-392. **[PubMed: 18504048]**

[208]. Muschler MA, Hillemacher T, Kraus C, Kornhuber J, Bleich S, Frieling H. A metilação do ADN do promotor do gene POMC está associada ao desejo na dependência do álcool. J. Neural Transm. 2010; 117:513-519. **[PubMed: 20191296]**

[209]. Choudhury M, Shukla SD. Os álcoois substitutos e os seus metabolitos modificam a acetilação da histona H3: envolvimento da histona acetil transferase e da histona desacetilase. Alcohol. Clin. Exp. Res. 2008; 32:829-839. **[PubMed: 18336638]**

[210]. Maze I, Nestler EJ. The epigenetic landscape of addiction. Ann. N. Y. Acad. Sci. 2011; 1216:99-113. **[PubMed: 21272014]**

[211]. Zhou Z, Yuan Q, Mash DC, Goldman D. Transcrição específica e partilhada de substâncias e alterações epigenéticas no hipocampo humano exposto cronicamente à cocaína e ao álcool. Proc. Natl. Acad. Sci. U. S. A. 2011; 108:6626-6631. **[PubMed: 21464311]**

[212]. Dopico A, Lovinger D. Acute alcohol action and desensitization of ligand-gated ion channels. Pharmacol Rev. 2009; 61:98-114. **[PubMed: 19270242]**

[213]. Ambar G, Chiavegatto S. Anabolic-androgenic steroid treatment induces behavioral disinhibition and downregulation of serotonin recetor messenger RNA in the prefrontal cortex and amygdala of male mice. Genes Brain Behav. 2009; 8:161-173. **[PubMed: 19055689]**

[214]. New A, Hazlett E, Buchsbaum M, Goodman M, Reynolds D, Mitropoulou V, Sprung L, Shaw RJ, Koenigsberg H, Platholi J, Silverman J, Siever L. Blunted prefrontal cortical 18fluorodeoxyglucose positron emission tomography response to meta-chlorophenylpiperazine in impulsive aggression. Arch Gen Psychiatry. 2002; 59:621-629. **[PubMed: 12090815]**

[215]. Faccidomo S, Bannai M, Miczek K. Escalada da agressão após o consumo de álcool em ratos machos: receptores de serotonina e 5-HT(1B) da rafe dorsal e do córtex pré-frontal. Neuropsychopharmacology. 2008; 33:2888-2899. **[PubMed: 18305458]**

[216]. Benkovic SA, O'Callaghan JP, Miller DB. Sensitive indicators of injury reveal

hippocampal damage in C57BL/6J mice treated with kainic acid in the absence of tonic-clonic seizures. Brain Res. 2004; 1024:59-76. **[PubMed: 15451367]**

[217]   . Seminowicz DA, Laferriere AL, Millecamps M, Yu JS, Coderre TJ, et al. (2009) Alterações cerebrais estruturais por ressonância magnética associadas à função sensorial e emocional num modelo de dor neuropática de longa duração em ratos. Neuroimage 47: 1007-1014.

[218]. Jiang, Y.; Kumada, T.; Cameron, D.B.; Komuro, H. Cerebellar granule cell migration and the effects of alcohol. *Dev. Neurosci.* **2008**, *30,* 7-23.

[219]. Guerri, C.; Bazinet, A.; Riley, E.P. Foetal alcohol spectrum disorders and alterations in brain and behaviour. *Alcohol Alcohol.* **2009**, *44,* 108-114.

[220]. Hamre, K.M.; West, J.R. The effects of the timing of ethanol exposure during the brain growth spurt on the number of cerebellar Purkinje and granule cell nuclear profiles. *Alcohol. Clin. Exp. Res.* **1993**, *17,* 610-622.

[221]. Pierce, D.R.; Goodlett, C.R.; West, J.R. Differential neuronal loss following early postnatal alcohol exposure. *Teratology* **1989**, *40,* 113-126.

[222]. Olney, J.W.; Ishimaru, M.J.; Bittigau, P.; Ikonomidou, C. Ethanol-induced apoptotic neurodegeneration in the developing brain. *Apoptosis* **2000**, *5,* 515-521.

[223]   . Dobbing, J.; Sands, J. Comparative aspects of the brain growth spurt. *Early Hum. Dev.* **1979**, *3,* 79-83.

[224]. Bonthius, D.J.; West, J.R. Perda neuronal induzida pelo álcool em ratos em desenvolvimento: Aumento dos danos cerebrais com a exposição excessiva. *Alcohol. Clin. Exp. Res.* **1990**, *14,* 107-118.

[225]. Bauer-Moffett, C.; Altman, J. Reduções induzidas pelo etanol no crescimento cerebelar de ratos bebés. *Exp. Neurol.* **1975**, *48,* 378-382.

[226]. LeBel, C.P.; Odunze, I.N.; Adams, J.D., Jr.; Bondy, S.C. Perturbações na formação de radicais de oxigénio no cérebro e na ordem das membranas após deficiência de vitamina E. *Biochem. Biophys. Res. Commun.* **1989**, *163,* 860-866.

[227]. Abel, E.L.; Hannigan, J.H. Factores de risco maternos na síndrome alcoólica fetal: Influências provocadoras e permissivas. *Neurotoxicol. Teratol.* **1995**, *17,* 445-462.

[228]   . Chedotal, A. Devo ficar ou devo ir? Tornar-se uma célula granular. *Trends Neurosci.* **2010**, *33,*163-172.

[229]. Andersson, I.K.; Edwall, D.; Norstedt, G.; Rozell, B.; Skottner, A.; Hansson, H.A. Differing expression of insulin-like growth fator I in the developing and in the adult rat

cerebellum. *Ata Physiol. Scand.* **1988**, *132*, 167-173.

[230]. Borghesani, P.R.; Peyrin, J.M.; Klein, R.; Rubin, J.; Carter, A.R.; Schwartz, P.M.; Luster, A.; Corfas, G.; Segal, R.A. BDNF stimulates migration of cerebellar granule cells. *Development* **2002**, *129*, 1435-1442.

[231] . Hur, E.M.; Zhou, F.Q. GSK3 signalling in neural development. *Nat. Rev. Neurosci.* **2010**, *11*, 539-551

[232]. Lindholm, D.; Hamner, S.; Zirrgiebel, U. Neurotrophins and cerebellar development. *Perspect. Dev. Neurobiol.* **1997**, *5*, 83-94.

[233] . Luo, J. Mecanismos de morte induzida por etanol de células granulares cerebelares. *Cerebellum* **2012**, *11*, 145-154.

[234] . Bernstein BE, Meissner A, Lander ES (2007) The mammalian epigenome. Cell 128: 669-681.

[235]. Nishihara E (2008) An overview of nuclear recetor coregulators involved in cerebellar development. Cerebelo 7: 48-59.

[236]. Nishihara E, Yoshida-Komiya H, Chan CS, Liao L, Davis RL, et al. (2003) Os ratinhos SRC-1 nulos apresentam uma disfunção motora moderada e um atraso no desenvolvimento das células de Purkinje cerebelares. J Neurosci 23: 213-222.

[237]. Tsirigotis M, Tang MY, Beyers M, Zhang M, Woulfe J, et al. (2006) Ataxia espinocerebelosa retardada em ratinhos transgénicos que expressam ubiquitina mutante. Neuropathol Appl Neurobiol 32: 26-39.

[238]. Gold DA, Baek SH, Schork NJ, Rose DW, Larsen DD, et al. (2003) RORalpha coordena a sinalização recíproca no desenvolvimento cerebelar através de vias dependentes do cálcio e do ouriço sónico. Neurónio 40: 1119-1131.

[239]. Rouaux C, Jokic N, Mbebi C, Boutillier S, Loeffler JP, et al. (2003) Perda crítica da atividade da histona acetilase CBP/p300 pela caspase-6 durante a neurodegenerescência. Embo J 22: 6537-6549.

[240]. Valor LM, Pulopulos MM, Jimenez-Minchan M, Olivares R, Lutz B, et al. (2011) A ablação do CBP nos neurónios principais do prosencéfalo causa defeitos modestos na memória e na transcrição e uma redução dramática da acetilação das histonas, mas não afecta a viabilidade celular.

[241]. Pandey SC, Ugale R, Zhang H, Tang L, Prakash A (2008) Brain chromatin remodeling: a novel mechanism of alcoholism. J Neurosci 28: 3729-3737.

[242] . Hennekam RC (2006) Síndrome de Rubinstein-Taybi. Eur J Hum Genet 14:981-985.

[243]. Kodituwakku PW (2009) Perfil neurocognitivo em crianças com perturbações do espetro alcoólico fetal. Dev Disabil Res Rev 15: 218-224.

[244]. Wu SC, Zhang Y (2010) Desmetilação ativa do ADN: muitos caminhos levam a Roma. Nat Rev Mol Cell Biol 11: 607-620.

[245]. Miki T, Yokoyama T, Sumitani K, Kusaka T, Warita K, et al. (2008) Ethanol neurotoxicity and dentate gyrus development. Congenit Anom (Kyoto) 48: 110-117.

[246]. Caldwell KK, Sheema S, Paz RD, Samudio-Ruiz SL, Laughlin MH, et al. (2008) depressão associada à perturbação do espetro alcoólico fetal: provas de reduções nos níveis do fator neurotrófico derivado do cérebro num modelo de rato. Pharmacol Biochem Behav 90: 614-624.

[247]. Goodlett CR, Horn KH (2001) Mechanisms of alcohol-induced damage to the developing nervous system. Alcohol Res Health 25: 175-184.

[248]. Pierce DR, Goodlett CR, West JR (1989) Differential neuronal loss following early postnatal alcohol exposure. Teratology 40: 113-126.

[249]. Zhou FC, Chen Y, Love A (2011) Programa de metilação do ADN celular durante a neurulação e sua alteração pela exposição ao álcool. Birth Defects Res A Clin MolTeratol 91: 703-715.

[250]. Law JA, Jacobsen SE (2010) Estabelecimento, manutenção e modificação dos padrões de metilação do ADN em plantas e animais. Nat Rev Genet 11: 204-220.

[251] . Jones PA, Takai D (2001) the role of DNA methylation in mammalian epigenetics. Science 293: 1068-1070.

[252]. Zhou FC, Balaraman Y, Teng M, Liu Y, Singh RP, et al. (2011) O álcool altera os padrões de metilação do ADN e inibe a diferenciação das células estaminais neurais. Alcohol Clin Exp Res 35: 735-746.

[253] . Zhou FC (2012) Programa de metilação do ADN durante o desenvolvimento. Front Biol 7: 485-494.

[254]. Miller CA, Gavin CF, White JA, Parrish RR, Honasoge A, et al. (2010) A metilação do ADN cortical mantém a memória remota. Nat Neurosci 13: 664-666.

[255]. Guo JU, Ma DK, Mo H, Ball MP, Jang MH, et al. (2011) A atividade neuronal modifica a paisagem de metilação do ADN no cérebro adulto. Nat Neurosci 14: 1345-1351.

[256]. Tahiliani M, Koh KP, Shen Y, Pastor WA, Bandukwala H, et al. (2009) Conversão de 5-metilcitosina em 5-hidroximetilcitosina no ADN de mamíferos pelo parceiro MLL TET1. Science 324: 930-935.

[257]. Resendiz M, Chen Y, Ozturk NC, Zhou FC (2013) Medicina epigenética e perturbações do espetro alcoólico fetal. Epigenómica 5: 73-86.

[258]. Munzel M, Globisch D, Bruckl T, Wagner M, Welzmiller V, et al. (2010) Quantificação da sexta base de ADN hidroximetilcitosina no cérebro. Angew Chem Int Ed Engl 49: 5375-5377.

[259]. Song CX, Szulwach KE, Fu Y, Dai Q, Yi C, et al. (2011) A marcação química selectiva revela a distribuição genómica da 5-hidroximetilcitosina. Nat Biotechnol 29: 68-72.

[260]. Szulwach KE, Li X, Li Y, Song CX, Wu H, et al. (2011) Dinâmica epigenética mediada por 5-hmC durante o neurodesenvolvimento pós-natal e o envelhecimento. Nat Neurosci 14: 1607-1616.

[261]. Koh KP, Yabuuchi A, Rao S, Huang Y, Cunniff K, et al. (2011) Tet1 e Tet2 regulam a produção de 5-hidroximetilcitosina e a especificação de linhagens celulares em células estaminais embrionárias de ratinho. Cell Stem Cell 8: 200-213.

[262]. Yu M, Hon GC, Szulwach KE, Song CX, Zhang L, et al. (2012) Análise da resolução de base da 5- Hidroximetilcitosina no genoma dos mamíferos. Cell. 6: 1368-1380.

[263]. Liu Y, Balaraman Y, Wang G, Nephew KP, Zhou FC (2009) A exposição ao álcool altera os perfis de metilação do ADN em embriões de ratinho no início da neurulação. Epigenetics 4: 500-511.

[264]. Ouko LA, Shantikumar K, Knezovich J, Haycock P, Schnugh DJ, et al. (2009) Effect of alcohol consumption on CpG methylation in the differentially methylated regions of H19 and IG-DMR in male gametes: implications for fetal alcohol spectrum disorders. Alcohol Clin Exp Res 33: 1615-1627.

[265]. Govorko D, Bekdash RA, Zhang C, Sarkar DK (2012) A linha germinal masculina transmite o efeito adverso do álcool fetal no gene hipotalâmico da proopiomelanocortina através das gerações. Biol Psychiatry 72: 378 388.

[266]. Berman RF, Hannigan JH (2000) Effects of prenatal alcohol exposure on the hippocampus: spatial behavior, electrophysiology, and neuroanatomy. Hippocampus 10: 94-110.

[267]. Zink M, Ferbert T, Frank ST, Seufert P, Gebicke-Haerter PJ, et al. (2011) A exposição perinatal ao álcool perturba a aprendizagem espacial e a expressão de genes relacionados com a transmissão de glutamato no hipocampo adulto. Eur J Neurosci 34: 457-468.

[268]. Carneiro LM, Diógenes JP, Vasconcelos SM, Aragao GF, Noronha EC, et al. (2005) Efeitos comportamentais e neuroquímicos na prole de ratos após exposição pré-natal ao etanol. Neurotoxicol Teratol 27: 585-592.

[269]. Cortese R, Lewin J, Backdahl L, Krispin M, Wasserkort R, et al. (2011) Genome-wide screen for differential DNA methylation associated with neural cell differentiation in mouse. PLoS One 6: e26002.

[270]. Schneider L, d'Adda di Fagagna F (2012) As células estaminais neurais expostas à BrdU perdem a sua metilação global do ADN e sofrem uma diferenciação astrocítica. Nucleic Acids Res 40: 5332-5342.

[271]   . Flax JD, Soloway PD (2011) A metilação na mente. Nat Neurosci 14: 1494-1496.

[272]. Lilja T, Heldring N, Hermanson O (2013) Like a rolling histone: Regulação epigenética das células estaminais neurais e do desenvolvimento do cérebro por factores que controlam a acetilação e a metilação das histonas. Biochim Biophys Ata 1830: 2354-2360.

[273]. Szulwach KE, Li X, Li Y, Song CX, Wu H, et al. (2011) Dinâmica epigenética mediada por 5-hmC durante o neurodesenvolvimento pós-natal e o envelhecimento. Nat Neurosci 14: 1607-1616.

[274]. Covic M, Karaca E, Lie DC (2010) Regulação epigenética da neurogénese no hipocampo adulto. Hereditariedade 105: 122-134.

[275]. Jobe EM, McQuate AL, Zhao X (2012) O cruzamento entre as vias epigenéticas regula a neurogénese. Front Neurosci 6: 59.

[276]Lagali PS, Corcoran CP, Picketts DJ (2010) Hippocampus development and function: role of epigenetic factors and implications for cognitive disease. Clin Genet 78: 321-333.

[277]. Biniszkiewicz D, Gribnau J, Ramsahoye B, Gaudet F, Eggan K, et al. (2002) A sobreexpressão de Dnmt1 causa hipermetilação genómica, perda de imprinting e letalidade embrionária. Molecular and cellular biology 22: 2124-2135.

[278]. Li E, Bestor TH, Jaenisch R (1992) A mutação direcionada do gene da DNA metiltransferase resulta em letalidade embrionária. Célula 69: 915-926.

[379]. Cortazar D, Kunz C, Selfridge J, Lettieri T, Saito Y, et al. (2011) O fenótipo embrionário letal revela uma função da TDG na manutenção da estabilidade epigenética. Nature 470: 419-423.

[280]. Tsankova N, Renthal W, Kumar A, Nestler EJ. Epigenetic regulation in psychiatric disorders (Regulação epigenética nas perturbações psiquiátricas). Nat. Rev. Neurosci. 2007; 8(5):355-367. **[PubMed: 17453016]**.

[281]. Day JJ, Sweatt JD. DNA methylation and memory formation (Metilação do ADN e formação da memória). Nat. Neurosci. 2010; 13(11): 1319-1323. **[PubMed: 20975755]**.

[282]. Levenson JM, O'Riordan KJ, Brown KD, Trinh MA, Molfese DL, Sweatt JD. Regulation

of histone acetylation during memory formation in the hippocampus (Regulação da acetilação de histonas durante a formação da memória no hipocampo). J. Biol. Chem. 2004; 279(39):40545-40559. **[PubMed: 15273246].**

[283]. Vecsey CG, Hawk JD, Lattal KM, et al. Os inibidores da histona desacetilase melhoram a memória e a plasticidade sináptica através da ativação transcricional dependente de CREB:CBP. J. Neurosci. 2007; 27(23): 6128-6140. **[PubMed: 17553985].**

[284]. Stefanko DP, Barrett RM, Ly AR, Reolon GK, Wood MA. Modulação da memória de longo prazo para reconhecimento de objectos através da inibição de HDAC. Proc. Natl Acad. Sci. USA. 2009; 106(23):9447-9452. **[PubMed: 19470462].**

[285]. Alarcon JM, Malleret G, Touzani K, et al. Chromatin acetylation, memory, and LTP are impaired in CBP+/- mice: a model for the cognitive deficit in Rubinstein-Taybi syndrome and its amelioration. Neuron. 2004; 42(6):947-959. **[PubMed: 15207239].**

[286] . Stevens CF. CREB e consolidação da memória. Neuron. 1994; 13(4):769-770. **[PubMed: 7946327].**

[287] . Davis M, Walker DL, Miles L, Grillon C. Phasic vs sustained fear in rats and humans: role of the extended

amígdala no medo vs ansiedade. Neuropsychopharmacology. 2010; 35(1):105-135. **[PubMed: 19693004].**

[288]. Koob GF, Volkow ND. Neurocircuitry of addiction. Neuropsychopharmacology. 2010; 35(1):217-238. **[PubMed: 19710631].**

[289]. Clarke TK, Treutlein J, Zimmermann US, Kiefer F, Skowronek MH, Rietschel M, Mann K, Schumann G. HPA-axis activity in alcoholism: examples for a gene-environment interaction. Addict. Biol. 2008; 13(1): 1-14. **[PubMed: 17910738].**

[290] . Kiefer F, Wiedemann K. Neuroendocrine pathways of addictive behaviour (Vias neuroendócrinas do comportamento aditivo). Addict Biol. 2004; 9:205-212. **[PubMed: 15511714]**

[291]. Koob GF, Thatcher-Britton K. Stimulant and anxiogenic effects of corticotropin releasing fator. Prog. Clin. Biol. Res. 1985; 192:499-506. **[PubMed: 3878524].**

[292]. Koob GF, Swerdlow N, Seeligson M, Eaves M, Sutton R, Rivier J, Vale W. Effects of alphaflupenthixol and naloxone on CRF-induced locomotor activation. Neuroendocrinol. 1984; 39:459-464.

[293]. Levine AS, Rogers B, Kneip J, Grace M, Morley JE. Effect of centralrally administered corticotrophin releasing fator (CRF) on multiple feeding paradigms (Efeito do fator

libertador de corticotrofina (CRF) administrado centralmente em múltiplos paradigmas de alimentação). Neuropharmacol. 1983; 22(3):337-339.

[294]. Heilig M, McLeod S, Brot M, Heinrichs SC, Menzaghi F, Koob GF, Britton KT. Anxiolytic-like action of neuropeptide Y: mediation by Y1 receptors in amygdala, and dissociation from food intake effects. Neuropsychopharmacol. 1993; 8:357-363.

[295]. Heilig M, Murison R. Intracerebroventricular neuropeptide Y suppresses open field and home cage activity in the rat. Regul. Pept. 1987; 19:221-231. **[PubMed: 3432602].**

[296]. Stanley BG, Leibowitz SF. Neuropeptide Y: estimulação da alimentação e da bebida por injeção no núcleo paraventricular. (1984).

[297]. Rassnick S, D'Amico E, Riley E, Koob GF. GABA antagonist and benzodiazepine partial inverse agonist reduce motivated responding for ethanol. Alcohol. Clin. Exp. Res. 1993; 17(1):124-130. **[PubMed: 8383923].**

[298]. Roozendaal B, Schelling G, McGaugh JL. O fator de libertação de corticotropina na amígdala basolateral melhora a consolidação da memória através de uma interação com a via p-adrenoceptor-cAMP: dependência da ativação do recetor de glucocorticóides. J. Neurosci. 2008; 28:6642-6651. **[PubMed: 18579737].**

[299]. Merlo-Pich E, Lorang M, Yeganeh M, Rodriguez de Fonseca F, Raber J, Koob G, Weiss F. Aumento dos níveis de imunoreactividade extracelular do fator libertador de corticotrofina na amígdala de ratos acordados durante o stress de restrição e a retirada do etanol, medido por microdiálise. J. Neurosci. 1995; 15:5439-5447. **[PubMed: 7643193]**

[300]. Valdez GR, Roberts AJ, Chan K, Davis H, Brennan M, Zorrilla EP, Koob GF. Aumento da autoadministração de etanol e comportamento semelhante à ansiedade durante a abstinência aguda e a abstinência prolongada: regulação pelo fator de libertação de corticotropina. Alcohol. Clin. Exp. Res. 2002; 26:1494-1501. **[PubMed: 12394282]**

[301]. Valdez GR, Zorrilla EP, Roberts AJ, Koob GF. Antagonism of corticotropin-releasing fator attenuates the enhanced responsiveness to stress observed during protracted ethanol abstinence. Alcohol. 2003; 29:55-60. **[PubMed: 12782246]**

[302] . Huang MM, Overstreet DH, Knapp DJ, Angel R, Wills TA, Navarro M, Rivier J, Vale W, Breese

GR.Corticotropin-releasing fator (CRF) sensitization of ethanol withdrawal-induced anxiety-like behavior is brain site specific and mediated by CRF-1 receptors: relation to stress-induced sensitization. J.Pharmacol. Exp. Ther. 2010; 332(1):298-307. **[PubMed: 19843974].**

[303]. Roberto M, Madamba SG, Stouffer DG, Parsons LH, Siggins GR. Aumento da libertação

de GABA na amígdala central de ratos dependentes de etanol. J. Neurosci. 2004; 24:10159-10166. **[PubMed:15537886].**

[304]. Ariwodola OJ, Weiner JL. A potenciação da transmissão sináptica GABAérgica pelo etanol pode ser autolimitada: papel dos receptores GABA(B) pré-sinápticos. J. Neurosci. 2004; 24:10679-10686. **[PubMed: 15564584].**

[305]. Nie Z, Madamba SG, Siggins GR. Ethanol enhances gamma-aminobutyric acid responses in a subpopulation of nucleus accumbens neurons: role of metabotropic glutamate receptors. J.Pharmacol. Exp. Ther. 2000; 293:654-661. **[PubMed: 10773041].**

[306]. Roberto M, Cruz MT, Gilpin NW, Sabino V, Schweitzer P, Bajo M, et al. Corticotropin releasing fator-indduced amygdala gamma aminobutyric acid release plays a key role in alcohol dependence. Biol. Psychiatry. 2010; 67:831-839. **[PubMed: 20060104].**

[307]. Bajo M, Cruz MT, Siggins GR, Messing R, Roberto M. Protein kinase C epsilon mediation of CRFand ethanol-induced GABA release in central amygdala. Proc. Natl. Acad. Sci. USA. 2008;105:8410-8415. **[PubMed: 18541912].**

[308]. Haubensak W, Kunwar PS, Cai H, Ciocchi S, Wall NR, Ponnusamy R, Biag J, Dong HW, Deisseroth K, Callaway EM, Fanselow MS, Luthi A, Anderson DJ. Genetic dissection of an amygdale microcircuit that gates conditioned fear. Nature. 2010; 468:270-276. **[PubMed: 21068836].**

[309]. Barondes, S. H. & Jarvik, M. E. The influence of actinomycin-D on brain RNA synthesis and on memory. *J. Neurochem.* **11**, 187-195 (1964).

[310]. Cohen, H. D. & Baronds, S. H. Further studies of learning and memory after intracerebral actinomycin-D. *J. Neurochem.* **13**, 207-211 (1966).

[311]. Flood, J. F., Bennett, E. L., Orme, E. & Rosenzweig, M. R. Relação da formação da memória com quantidades controladas de síntese de proteínas cerebrais. *Physiol. Behav.* **15**, 97-102 (1975).

[312]. Flood, J. F., Bennett, E. L., Orme, A. E. & Rosenzweig, M. R. Effects of protein synthesis inhibition on memory for active avoidance training. *Physiol. Behav.* **14**, 177-184 (1975).

[313]. Squire, L. R., Emanuel, C. A., Davis, H. P. & Deutsch, J. A. Inhibitors of cerebral protein synthesis: dissociation of aversive and amnesic effects. *Behav. Biol.* **14**, 335-341 (1975).

[314]. Roberson, E. D. & Sweatt, J. D. A biochemical blueprint for long-term memory. *Learn. Mem.* **6**, 381-388 (1999).

[315]. Selcher, J. C., Weeber, E. J., Varga, A. W., Sweatt, J. D. & Swank, M. Cascatas de transdução de sinal de proteína quinase no condicionamento associativo de mamíferos. *Neuroscientist* **8**, 122-131 (2002).

[316]. Levenson, J. M. *et al.* A bioinformatics analysis of memory consolidation reveals involvement of the transcription fator c-Rel. *J. Neurosci.* **24**, 3933-3943 (2004).

[317]. Feng J, Zhou Y, Campbell SL, et al. Dnmt1 e Dnmt3a mantêm a metilação do ADN e regulam a função sináptica nos neurónios adultos do prosencéfalo. Nat. Neurosci. 2010; 13(4):423-430. **[PubMed:20228804].**

[318]. Juttermann R, Li E, Jaenisch R. A toxicidade da 5-aza-2'-deoxicitidina em células de mamíferos é mediada principalmente pelo aprisionamento covalente da DNA metiltransferase e não pela desmetilação do DNA. Proc. Natl Acad. Sci. USA. 1994; 91(25):11797-11801. **[PubMed: 7527544]**

[319]. Kaminen-Ahola N, Ahola A, Maga M, Mallitt K-A, Fahey P, Cox TC, Whitelaw E, Chong S. O consumo materno de etanol altera o epigenótipo e o fenótipo da descendência num modelo de rato. PLoS Genet. 2010; 6:e1000811. **[PubMed: 20084100].**

[320]. Zhou FC, Zhao Q, Liu Y, Goodlett CR, Lian T, McClintick JN, Edenberg HJ, Li L. Alteração da expressão genética pela exposição ao álcool no início da neurulação. BMC Genomics. 2011; 21 Epub ahead of print.

[321]. Jiang, Y-h; Bressler, J.; Beaudet, AL. Epigenetics and human disease. Annu Rev Genomics Hum Genet. 2004; 5:479-510. **[PubMed: 15485357].**

[322]. Robertson KD. DNA methylation and human disease (Metilação do ADN e doença humana). Nat Rev Genet. 2005; 6:597-610. **[PubMed: 16136652].**

[323]. Zhao X, Ueba T, Christie BR, et al. Os ratinhos que não possuem a proteína 1 de ligação metil-CpG apresentam défices na neurogénese adulta e na função do hipocampo. Proc. Natl Acad. Sci. USA. 2003; 100(11):6777-6782. **[PubMed: 12748381].**

[324]. Moretti P, Levenson JM, Battaglia F, et al. A aprendizagem e a memória e a plasticidade sináptica são prejudicadas num modelo de rato da síndrome de Rett. J. Neurosci. 2006; 26(1):319-327. **[PubMed:16399702].**

[325]. Nestler EJ. Molecular basis of long-term plasticity underlying addiction. Nat. Rev. Neurosci. 2001; 2(2):119- 128. **[PubMed: 11252991].**

[326]. Aanderson, R.M., e WeindruCh, r. O paradigma da restrição calórica: implicações para o envelhecimento humano saudável. *American Journal of Human Biology* 24:101-106, 2012. **[PMid:22290875].**

[327]. Cunningham, C.C., e Bailey, s.m.Ethanol consumption and liver mitochondria function. *Biological Signals andReceptors10:271-282,* 2001. **[PMid: 11351133].**

[328]. Krebs, H.A., e Veech, r.l.Regulation of the redox state of the pyridine nucleotides in rat

liver. in: sund, h., *ed.Pyridine Nucleotide-Dependent Dehydrogenases.* newYork: springer-Verlag, p. (413-438, 1970).

[329]. Stubbs, M.; Veech, r.l.; e krebs, h.a.Controlo do estado redox do par nicotinamida-adenina-dinucleótido no citoplasma do fígado de rato. *Biochemical Journal126*:59-65, 1972. **[PMid: 4342386].**

[330]. Kumar, V.; Carlson, J.e.; ohgi, k.a.; eTal. Transcription corepressor CtBP is an nad+ -regulated dehydrogenase. Molecular Cell 10:857-869, 2002. **[PMid: 12419229].**

[331]. Zhang, Q.; Piston, d.W.; Andgoodman, r.h.regulation of corepressor function by nuclear nadh. *Science295*:1895-1897, 2002. **[PMid: 11847309].**

[332]. Jack, B.H.; Pearson, R.C.; e CrossleY, M.C-terminal binding protein: a metabolic sensor implicated in regulating adipogenesis. International Journal of Biochemistry& Cell Biology43:693 -696, 2011. **[PMid: 21281737].**

[333]. Imai, S; Armstrong, C.M.; kaeberlein, M.; e guarente, l.Transcriptional silencing and longevity protein sir2 is annad-dependent histone deacetylase. *Nature403*:795-800, 2000. **[PMid: 10693811].**

[334]   . Vaziri, H.; Dessain, S.K.; ngeaTon, e.; eTal.hsir2 (sirT1) funciona como uma p53 desacetilase dependente de NAD.

Cell107:149-159, 2001. **[PMid: 11672523].**

[335]. Bordone, l., andguarenTe, l.Calorie restriction, sirT1 and metabolism: understanding longevity. Nature Reviews. Molecular Cell Biology 6:298-305, 2005. **[PMid: 15768047].**

[336]. Um, J.h.; PendergasT, J.s.; springer, d.a.; et. al. AMPK regula os ritmos circadianos de uma forma específica do tecido e da isoforma. PLoS One6:e18450, 2011. http://dx.doi.org/10.1371/journal.pone.0018450 **[PMid: 21483791].**

[337]. Danel, T., e touitou, Y.o consumo de álcool não afecta a sincronização circadiana da melatonina em homens saudáveis. *Alcohol and Alcoholism* 41:386-390, 2006. **[PMid:16679342].**

[338]. Danel, T.; CoTTenCin, o.; Tisserand, l.; andTouiTou, Y .Inversão do ritmo circadiano da melatonina em doentes alcoólicos crónicos durante a abstinência: Preliminary study on seven patients. *Alcohol and Alcoholism* 44:42-45, 2009. **[PMid: 19029096].**

[339]. Chen, C.P.; kuhn, P.; adVis, J.P.; and sarkar, d.k. Chronic ethanol consumption impairs the circadian rhythm of proopiomelanocortin and period genes mRNA expression in the hypothalamus of the male rat. *Journal of Neurochemistry* 88:1547-1554, 2004. **[PMid: 15009656].**

[340]. Kim JS, Shukla SD (2005) Histone H3 modifications in rat hepatic stellate cells by ethanol. Alcohol Alcohol 40:367-372.

[341]. Park P-H, Lim RW, Shukla SD (2005) Involvement of histone acetylation (AAT) in ethanol -induced acetylation of histone H3 in hepatocytes: potential mechanism for gene expression. Am J Physiol Gastrointest Liver Physiology 289:1124-1136.

[342] . Kumari M, Ticku MK (2000) Regulação dos receptores NMDA pelo etanol. Progdrug Res 54:152-189.

[343]. Grant KA, Valverius P, Hudspith M, Tabakoff B (1990) Ethanol withdrawal seizures and the NMDA recetor complex. Eur J Pharmacol 176:289-296;

[344]. Kalluri HS, Mehta AK, Ticku MK (1998) Up-regulation of NMDA recetor subunits in rat brain following chronic ethanol treatment. Mol Brain Res58:221-224.

[345]. Thomas MP, Morrisett RA (2000) Dynamics of NMDAR-mediated neurotoxicity during chronic ethanol exposure and withdrawal. Neuropharmacology 39:218-226.

[346] . KleinM, Pieri I,Uhlmann F, Pfizenmaier K, Eisel U (1998) Clonagem e caraterização do promotor e do 5 C -

UTR da subunidade epsilon 2 do recetor NMDA: evidência de splicing alternativo do exão 5 C não codificante. Gene208:259-269.

[347]. Marutha Ravindran CR, Ticku MK (2004) Alterações no padrão de metilação do gene NR2B do recetor NMDA em neurónios corticais após tratamento crónico com etanol em ratos.Mol Brain Res 121:19-27.

[348]. Marutha Ravindran CR, Ticku MK (2005) Papel das ilhas CpG na regulação positiva da expressão do gene NR2B do recetor NMDA após tratamento crónico com etanol em culturas de neurónios corticais de ratinhos. Neurochem Int 46:313-327.

[349]. Fitzgerald LW, Nestler EJ (1995) Molecular and cellular adaptations in signal transduction pathways following ethanol exposure. Clin Neurosci 3:165- 173.

[350]. Pandey SC, Chartoff EH, Carlezon WA Jr, Zou J, Zhang H, Kreibich AS, Blendy JA, Crews FT (2005) CREB gene transcription factors: role in molecular mechanisms of alcohol and drug addiction. Alcohol Clin Exp Res 29:176-184.

[351]. Qiang M, Ticku MK (2005) Papel da AP-1 na regulação positiva do gene da subunidade 2B do recetor N-metil-Daspartato induzida pelo etanol nos neurónios corticais do rato. J Neurochem 95:1332-1341.

[352]. Qiang M, Rani CS, Ticku MK (2005) O fator de silenciamento restritivo dos neurónios regula o gene da subunidade 2B do recetor N-metil-D-aspartato na expressão genética basal

e induzida pelo etanol em neurónios corticais fetais. Mol Pharmacol 67:2115-2125.

[353]. Razin A (1998) CpG methylation, chromatin structure and gene silencing - a three-way connection. EMBO J 17:4905-4908.

[354]. Foroud T, Wetherill LF, Liang T, DickDM,Hasselbrock V, Kramer J, Nurnberger J, Schuckit M, Carr L, Porjesz B, Xuei X, Edenberg HJ (2007) Association of alcohol craving with a-synuclein (SNCA). Alcohol Clin Exp Res31:537-545.

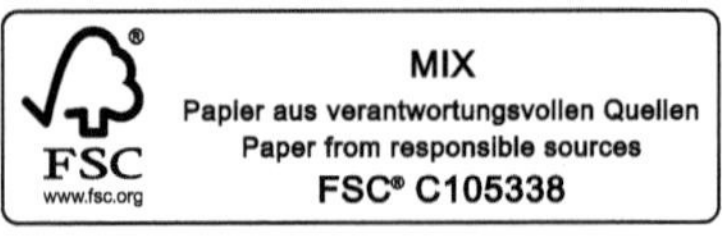

Printed by Books on Demand GmbH, Norderstedt / Germany